LA NUEVA CURA BÍBLICA
PARA LA PRESIÓN ALTA

DR. DON COLBERT

CASA
CREACIÓN

La nueva cura bíblica para la presión alta por Dr. Don Colbert
Publicado por Casa Creación
Una compañía de Charisma Media
600 Rinehart Road
Lake Mary, Florida 32746
www.casacreacion.com

Traducido por: María Mercedes Pérez, María Bettina López y María del C. Fabbri Rojas.

Revisión de la traducción y edición: María del C. Fabbri Rojas

Director de diseño: Bill Johnson

Originally published in the U.S.A. under the title: *New Bible Cure for High Blood Pressure*
Published by Charisma House, A Charisma Media Company, Lake Mary, FL 32746 USA
Copyright © 2013
All rights reserved

Visite la página web del autor: www.drcolbert.com

Copyright © 2013 por Casa Creación
Todos los derechos reservados

Library of Congress Control Number: 2013942747
ISBN: 978-1-61638-812-6
E-book ISBN: 978-1-62136-112-1

Porciones de este libro fueron publicadas previamente como *La cura bíblica para la presión alta*, ISBN 978-0-88419-824-6, copyright © 2002, *La dieta para reducir su cintura rápidamente*, ISBN 978-1-62136-192-3, copyright © 2013, *La nueva cura bíblica para el cáncer*, ISBN 978-1-61638-094-6, copyright © 2010, y *Los siete pilares de la salud*, ISBN 978-1-59979-036-7, copyright © 2007.

Impreso en los Estados Unidos de América
13 14 15 16 17 * 5 4 3 2 1

CONTENIDO

DESCUBRA FUERZAS PARA DERROTAR A LA PRESIÓN ALTA

DIOS TIENE LA intención de detener la alta presión arterial que daña sus arterias, estresa su corazón y roba su salud. Promete fortalecer en gran medida su vida en todos los sentidos. La Biblia dice: "Temible eres, oh Dios, desde tus santuarios; el Dios de Israel, él da fuerza y vigor a su pueblo. Bendito sea Dios" (Salmos 68:35).

¿Tiene usted presión alta? Ella puede ser un enemigo sutil y peligroso. Pero Dios promete fortalecer su corazón. Su Palabra dice: "Mi carne y mi corazón desfallecen; mas la roca de mi corazón y mi porción es Dios para siempre" (Salmos 73:26).

Si le han dicho que su presión arterial es demasiado alta, le tengo buenas noticias: usted no tiene que enfrentarla solo. Dios promete caminar con usted hasta que la derrote. ¡Él lo llevará a través de esto, y con su poderosa ayuda prevalecerá contra ella!

UNA PELIGROSA EPIDEMIA DE PRESIÓN ALTA

Estados Unidos está experimentando una epidemia de presión alta. Las estadísticas son alarmantes. La presión alta o hipertensión afecta la vida de cerca de 68 millones de estadounidenses adultos.[1] Eso significa que en este país, aproximadamente una de cada cuatro personas, o uno de cada tres adultos tienen hipertensión.[2] El impacto de todo esto es alarmante.

La enfermedad cardiovascular es un asesino que se cobra la vida de más de un millón de estadounidenses cada año.

Aproximadamente la mitad de todos los estadounidenses morirá de alguna forma de enfermedad cardiovascular. Y la presión alta es la principal razón de estas muertes.

Pero este asesino es extremadamente sutil e incluso se lo conoce como el asesino silencioso. La mayoría de la gente no experimenta ningún síntoma de presión alta hasta que está avanzada. ¡Así que cerca de un tercio de las personas que tienen presión alta ni siquiera lo saben! De quienes tienen hipertensión, aproximadamente solo el 47 por ciento la tiene controlada con medicación.[3]

La presión alta triplica el riesgo de tener un ataque al corazón. También aumenta las probabilidades de tener un accidente cerebro-vascular. De un 40 a un 90 por ciento de las víctimas de accidentes cerebrovasculares tienen hipertensión.[4] Los accidentes cardiovasculares (ACV) son la tercera causa de muerte de los estadounidenses, y la primera causa de discapacidad a largo plazo.

Entre otros peligros a los que la presión alta también puede conducir están la pérdida de memoria, la demencia e incluso la enfermedad de Alzheimer. La hipertensión también daña los riñones, y puede terminar llevando a la insuficiencia renal.

UN ENFOQUE NUEVO Y OSADO

Con ayuda de la sabiduría práctica e inspirada por la fe contenida en este libro de la cura bíblica, usted puede prevenir y muchas veces derrotar a la presión alta. Generalmente usted puede revertir la hipertensión mediante el poder de una buena nutrición, un estilo de vida saludable, el ejercicio, vitaminas y suplementos, la pérdida de peso, y lo más importante de todo, a través del poder de la fe dinámica.

Usted no tiene que sufrir las consecuencias debilitantes de la presión alta. ¡Con la gracia de Dios, la salud y la alegría lo esperan al final de sus días!

Mientras lee este libro, prepárese para ganar la batalla contra la presión alta. Este libro de la cura bíblica está lleno de medidas prácticas, esperanza, estímulo e información valiosa sobre cómo desarrollar un estilo de vida saludable, fortalecedor. En este libro usted va a descubrir el plan de salud de Dios para el cuerpo, alma y espíritu a través de la medicina moderna, la buena nutrición y el poder medicinal de las Escrituras y la oración.

A lo largo de este libro también descubrirá escrituras que cambian la vida, que lo reforzarán y animarán. Mientras lee, aplica y confía en las promesas de Dios, también descubrirá poderosas oraciones de la cura bíblica para ayudarle a alinear sus pensamientos y sentimientos con el plan de Dios de salud divina para usted, un plan que incluye vivir victoriosamente.

Publicada originalmente en 2001 como *La cura bíblica para la presión alta*, *La nueva cura bíblica para la presión alta* ha sido revisada y actualizada con las últimas investigaciones médicas sobre esta enfermedad. Si usted la compara con la edición previa verá que también es más grande, lo que me permite ampliar en gran medida la información proporcionada en la anterior ocasión y le brindará una comprensión más profunda de lo que afronta y cómo superarlo.

Lo que no ha cambiado desde la edición anterior son las escrituras, eternas, que cambian la vida y sanan, ubicadas a través de este libro, que fortalecerán y animarán su espíritu y su alma. Los principios probados, verdades y directrices de estos pasajes anclan los conocimientos prácticos y de atención médica contenidos en este libro. Ellos centrarán eficazmente sus oraciones, pensamientos y acciones para que usted pueda entrar en el plan de Dios de salud divina para usted, un plan que incluye la victoria sobre la presión alta.

Otro cambio desde la publicación original de *La cura bíblica para la presión alta* es que he publicado un libro muy importante,

Los siete pilares de la salud. Lo animo a que lo lea, porque los principios de salud que contiene son la base para una vida saludable que afectará todas las áreas de su vida. Eso prepara el escenario para todo lo que leerá en cualquiera de los otros libros que he publicado, incluido este.

Usted puede seguir confiadamente los pasos naturales y espirituales descritos en este libro para combatir y derrotar para siempre a la presión alta. Es mi oración que estas sugerencias prácticas para la salud, la nutrición y la aptitud traigan plenitud a su vida, en espíritu, alma y cuerpo. Que puedan profundizar su relación con Dios y fortalecer su capacidad para adorarlo y servirlo.

—DR. DON COLBERT

Una oración de **LA CURA BÍBLICA** para usted

Querido Dios, gracias porque nos prometes tu fortaleza.
Te pido que me hagas capaz de recibir toda la sabiduría,
fuerza y poder que tienes para mí. Te agradezco que forta-
lezcas mi corazón y restaures el normal funcionamiento de
mis arterias, para que mi presión se normalice. Amén.

Capítulo 1

COMPRENDER LA PRESIÓN ALTA

¿**E**S USTED UNA persona sabia y entendida en lo que respecta a la presión alta? La Biblia dice: "¡Adquirir sabiduría es lo más sabio que puedes hacer! Y en todo lo demás que hagas, desarrolla buen juicio" (Proverbios 4:7).

Según la Palabra de Dios, convertirse en una persona sabia y entendida es una de las cosas más importantes que usted puede hacer. Los beneficios para su salud y su bienestar no pueden ser medidos.

> En cambio, los que confían en el SEÑOR encontrarán nuevas fuerzas; volarán alto, como con alas de águila. Correrán y no se cansarán; caminarán y no desmayarán.
>
> —ISAÍAS 40:31

La ignorancia nunca lo protegerá. La Biblia dice que lo opuesto es realmente la verdad. "Las decisiones sabias te protegerán" (Proverbios 2:11). Las estadísticas sobre la presión alta pueden resultarle sorprendentes. De modo que veamos con detenimiento la presión alta en un esfuerzo por obtener mayor entendimiento y sabiduría al respecto.

Hay dos importantes números de los que usted debe tener conciencia respecto a la presión. Por ejemplo, si su presión es 120/80, el primer número (120) es la presión sistólica, que es la fuerza, medida en milímetros de mercurio, que la sangre ejerce

1

sobre las paredes de sus arterias, a medida que su corazón se contrae para bombear la sangre fuera de él. Su presión arterial es máxima cuando el corazón pulsa o se contrae.

El segundo número (80) es la presión diastólica, que es la presión ejercida sobre las paredes de sus arterias cuando su corazón se relaja entre pulsaciones para llenarse con sangre.

Una sencilla analogía para comprender la presión de la sangre es imaginar una manguera de jardín con una boquilla. Solo hay dos maneras de aumentar la presión de la manguera. Usted puede abrir el grifo hasta que de él fluya la máxima cantidad de agua, o puede apretar la boquilla que está al extremo de la manguera.

Su presión sanguínea usualmente se eleva de la misma forma. Si usted consume demasiada sal o alimentos altos en sodio, generalmente retendrá mucha agua, y la presión se elevará de modo similar a cuando abre mucho el grifo e incrementa el flujo de agua a través de la manguera. El excesivo estrés, la arteriosclerosis, la aterosclerosis y la disfunción endotelial causan que las arterias se constriñan, como cuando aprieta la boca de la manguera, y la presión se eleve. Si las arterias estuvieran relajadas en vez de constreñidas, el flujo de la sangre mejoraría y la presión disminuiría.

¿CUÁN ALTO ES DEMASIADO ALTO?

Usted se puede estar preguntando: "¿Cuán alta debe estar mi presión para que se considere peligrosa?".

Si su presión es mayor que 140 sobre 90, es demasiado alta. Pero cuidado: usted no puede determinar que tiene presión alta basándose en una lectura elevada. Es decir, a menos que tenga una lectura que está fuera de los límites, tal como una lectura sumamente alta de la presión sistólica de 160 y una lectura diastólica de 100 o más.

De lo contrario usted debe volver al consultorio de su médico para hacerle tres diferentes visitas. En cada visita se debe tomar la presión al menos dos veces, una o más lecturas en cada brazo. Observe el siguiente cuadro para ver en qué nivel está su propia presión arterial. Estas cifras están tomadas del Joint National Committee on the Prevention, Detection, Evaluation and Treatment of High Blood Pressure ("Comité Nacional Conjunto de Prevención, Detección, Evaluación y Tratamiento de la Presión Alta").[1]

Un hecho de salud de LA CURA BÍBLICA

¿Cómo se mide?

Usted tiene presión alta si su medición sistólica es mayor o igual a 140 y su medición diastólica mayor o igual a 90.

Normal:	Hipertensión, nivel 1:
Sistólica menos de 120	Sistólica de 140 a 159
Diastólica menos de 80	Diastólica de 90 a 99
Prehipertensión:	**Hipertensión, nivel 2:**
Sistólica de 120 a 139	Sistólica mayor de 160
Diastólica de 80 a 89	Diastólica mayor de 100

> El da esfuerzo al cansado, y multiplica las fuerzas al que no tiene ningunas.
>
> —ISAÍAS 40:29

ALGUNOS CONSEJOS PRÁCTICOS

Su presión sube y baja con facilidad a lo largo del día. Para asegurarse de obtener una lectura certera, aquí tiene algunos consejos prácticos para recordar:

- No beber café o bebidas con cafeína desde al menos treinta minutos antes de chequear su presión.

- No fumar ni beber alcohol desde al menos treinta minutos antes de tomarse la presión.

- Sentarse tranquilamente durante varios minutos antes de chequear la presión.

- Hablar puede hacer que su presión suba, de modo que no hable mientras le están chequeando.

Tenemos algunos otros factores que pueden influenciar la presión:

- Dieta
- Medio ambiente
- Actividad física
- Medicamentos
- Estrés
- Trastorno emocional

Tómese la presión en su casa y lleve un registro de las lecturas.

SU INCREÍBLE SISTEMA CARDIOVASCULAR

Su cuerpo es una creación asombrosa, y su sistema cardiovascular es un increíble producto de la genialidad creativa de Dios. La Biblia dice: "Tú creaste las delicadas partes internas de mi cuerpo y me entretejiste en el vientre de mi madre. ¡Gracias por hacerme tan maravillosamente complejo! Tu fino trabajo es maravilloso, lo sé muy bien" (Salmos 139:13-14).

Solo el genio de un maravilloso, divino Creador podría haberlo hecho a usted. Echemos una mirada desde más cerca al asombroso sistema de vasos sanguíneos y células que constituyen su sistema cardiovascular.

Su sistema cardiovascular está compuesto por el corazón y los vasos sanguíneos. Con cada latido, la sangre es enviada desde el ventrículo izquierdo hacia la aorta, que es un vaso sanguíneo muy grande que luego transporta la sangre a través del cuerpo. El corazón es la bomba, y los vasos sanguíneos son como tubos que hacen circular la sangre.

En Deuteronomio 12:23 la Biblia dice que nuestra vida está en la sangre, y realmente es verdad. La sangre entrega oxígeno y nutrientes esenciales (que incluyen vitaminas, minerales, proteínas, lípidos esenciales, azúcares, y hormonas) a todas las células del cuerpo. La sangre también quita los productos de desecho. Luego vuelve al corazón a través de las venas. Después de eso es enviada a los pulmones para recibir una nueva provisión de oxígeno. Y el proceso entero vuelve a comenzar.

El pulso normal, que es la frecuencia cardiaca, es de aproximadamente setenta latidos por minuto. El corazón humano nunca se toma un descanso. Tiene que funcionar continuamente noche y día. Late alrededor de cuatro mil doscientas veces por hora y más de cien mil veces por día, lo cual es más de treinta y siete millones de veces por año. Cuando su presión es normal, esto no causa esfuerzo al corazón. Pero si la presión es elevada, el corazón debe comenzar a funcionar con mayor fuerza para bombear la sangre.

Temible eres, oh Dios, desde tus santuarios; el Dios de Israel, él da fuerza y vigor a su pueblo. Bendito sea Dios.
—SALMOS 68:35

Con cada latido de mi corazón

Si su corazón tiene que empezar a esforzarse en cada latido, con el tiempo el ventrículo izquierdo (una de las cuatro cámaras del corazón) podría volverse más grande, grueso y menos elástico. Es similar a ejercitarse en un gimnasio. Cuando usted levanta pesas y hace flexiones, aumenta su masa muscular, volviéndose más y más grande. Cuando el corazón debe trabajar esforzadamente, también se vuelve más grande.

Eso puede ser estupendo para sus bíceps, pero es realmente malo para su corazón. Cuando el tamaño del corazón aumenta, termina por conducir a la hipertrofia del ventrículo izquierdo. Permítame explicar qué es esto. Cuando su corazón se vuelve más grande, requiere más sangre para alimentarlo. Pero cuando usted tiene presión alta, su corazón no recibe la mayor provisión de sangre que necesita porque la presión alta también causa que los vasos sanguíneos se vuelvan más estrechos. Esto reduce la provisión de sangre para el corazón.

Por esa razón la presión alta lo ubica a usted en mayor riesgo de sufrir un ataque cardíaco y muerte súbita. Además, cuando el corazón se agranda, se vuelve más débil puesto que al final no tiene la fuerza para bombear efectivamente contra la elevada presión sanguínea. Usted puede, entonces, desarrollar insuficiencia cardíaca congestiva, en la cual el corazón se vuelve tan débil que comienza a acumular fluidos en las piernas o en los pulmones.

Estragos en sus arterias

La presión alta también daña las arterias. Las arterias sanas son muy flexibles y elásticas, pero la presión alta puede conducir a la arteriosclerosis, que es el endurecimiento de las arterias.

Este es el modo como funciona.

La presión alta o hipertensión puede llegar a causar aterosclerosis. En la aterosclerosis el revestimiento interior de la arteria está verdaderamente dañado, en general por la presión alta. Esta capa interior es el endotelio, de células gruesas, y es lisa como el teflón. Las células del endotelio también producen óxido nítrico, que dilata las arterias y mantiene la salud del endotelio. Cuando el endotelio está dañado, las plaquetas se adhieren al sitio de la herida, y allí comienzan a acumularse depósitos de grasa. El endotelio, que era liso como teflón, ahora llega a ser más como velcro y, a medida que los depósitos de grasa comienzan a acumularse, forman placa, que con el tiempo se endurece. Las arterias se vuelven menos elásticas e incapaces de dilatarse adecuadamente, lo cual eleva la presión. A medida que se daña, el endotelio deja de ser capaz de producir adecuadas cantidades de óxido nítrico para dilatar las arterias, bajar la presión y mantener la salud del endotelio.

La formación de placa puede disminuir aun más el flujo de sangre. Si el vaso afectado está en el corazón, puede conducir a un infarto. Si está en el cuello o en el cerebro, puede conducir a un derrame cerebral.

La presión alta continua puede además debilitar los vasos sanguíneos, llevando a un aneurisma. Un aneurisma es un debilitamiento o una prominencia de la pared de la arteria. Un aneurisma puede romperse, haciendo que una persona sangre hasta morir. Las áreas más comunes en que ocurren aneurismas son una arteria del cerebro y la aorta abdominal.

CAUSAS DE HIPERTENSIÓN

Hay dos tipos principales de alta presión sanguínea: hipertensión esencial y secundaria. Cerca del 95 por ciento de los pacientes con hipertensión tienen hipertensión esencial. La causa de la hipertensión esencial es desconocida. Creo que la mayoría de los casos de hipertensión esencial son causados por el estilo de vida, la dieta, la obesidad, el estrés excesivo, y deficiencias nutricionales. La hipertensión secundaria, por otro lado, generalmente es causada por enfermedades del riñón, medicamentos y drogas (tales como píldoras anticonceptivas, anfetaminas, anticongestivos y cocaína) y trastornos suprarrenales. Eso, sin embargo, es raro, y afecta solamente a un 5 por ciento de las personas hipertensas.

Un hecho de salud de LA CURA BÍBLICA
Apnea del sueño

La apnea del sueño puede llevar a la hipertensión, arritmias, insuficiencia cardíaca congestiva, derrames cerebrales, enfermedad de las arterias coronarias, ataques cardíacos, paros cardíacos, hipertensión pulmonar, diabetes tipo 2, pérdida de memoria y depresión. Un estudio encontró que el riesgo de sufrir derrame cerebral se duplica en un periodo de siete años si uno tiene apnea del sueño.[2]

FACTORES DE RIESGO QUE USTED NO PUEDE CONTROLAR

Aunque la verdadera causa de la presión alta es desconocida, los factores de riesgo pueden incrementar drásticamente las oportunidades de desarrollarla. Usted tiene mucho control sobre algunos de estos factores de riesgo, pero no todos. Es imposible tener control sobre algunos de ellos. A continuación se enumeran algunos.

Sus antecedentes familiares

Si ambos padres tuvieron hipertensión existe un 60 por ciento de probabilidades de que usted la desarrolle. Si solo uno de sus padres tuvo hipertensión, todavía tiene un 25 por ciento de probabilidades de desarrollarla usted mismo.

Su género

Antes de los cincuenta años de edad, los hombres son más propensos a desarrollar hipertensión. Sin embargo, después de los cincuenta años, la hipertensión es más común en las mujeres que en los hombres.

Su edad

A medida que usted envejece su riesgo de desarrollar hipertensión aumenta.

Su raza

Los afroamericanos desarrollan hipertensión dos veces más frecuentemente que los blancos. Los mexicanos, cubanos, y puertorriqueños también son más propensos a desarrollar hipertensión.

CAUSAS SECUNDARIAS DE LA PRESIÓN ALTA

La hipertensión secundaria puede ser curada algunas veces. Las causas de la hipertensión secundaria incluyen trastornos renales tales como enfermedad poliquística renal y estenosis arterial renal, que es un estrechamiento de las arterias que proveen sangre a los riñones.

Puesto que mayormente la presión alta cae en la categoría de hipertensión esencial, nos concentraremos en modificar los factores de riesgo que podemos controlar.

Esta es una lista de los principales factores de riesgo:

- Medicamentos (píldoras anticonceptivas, anticongestivas, drogas callejeras tales como la cocaína y las anfetaminas)
- Síndrome de Cushing
- Problemas de tiroides
- Apnea del sueño (una causa común y aun no reconocida)

- Obesidad (especialmente la obesidad troncal)
- Embarazo
- Enfermedad renal
- Inactividad
- Estrés
- Factores del estilo de vida
- Consumo de alcohol
- Fumar
- Factores nutricionales

Modificando estos factores de riesgo, usted debería poder controlar la mayoría de los casos de hipertensión leve y moderada.

Antes de que comience a realizar cambios, es muy importante que usted se haga un examen físico completo que incluya análisis de sangre, análisis de orina, y un ECG. Asegúrese de que su médico descarte cualquier causa secundaria de hipertensión.

¿QUÉ ESTÁ TRATANDO DE DECIRLE LA BALANZA?

¿Cuánto tiempo ha pasado desde que se sintió bien al pesarse? Tener sobrepeso puede duplicar su riesgo de desarrollar presión alta. De hecho, los individuos obesos tienen de dos a seis veces más probabilidades de ser hipertensos que quienes tienen un peso normal. Usted puede ver por qué la obesidad es también el más importante factor de riesgo relacionado con la hipertensión.

Un hecho de salud de LA CURA BÍBLICA

La excesiva ingesta de alcohol está asociada con hipertensión

El consumo de más de dos medidas de alcohol por día para los hombres y más de una medida por día para las mujeres puede ser causa de elevación de la presión sanguínea.[3]

Cada libra de grasa de su cuerpo requiere al menos una milla de vasos sanguíneos que le provean oxígeno y nutrientes. Demasiada sangre y demasiados vasos sanguíneos usualmente conducen a incrementar la resistencia dentro de los vasos. Esto agrega más presión sobre las paredes de las arterias, elevando la presión sanguínea. Existe por lo general una relación directa entre el peso y la presión alta. Cuando su peso aumenta, especialmente en la cintura, por lo general también su presión aumenta.

¿CUÁN GORDO ES OBESO?

La obesidad se define como un índice de masa corporal (IMC) de 30 o más. El índice de masa corporal es una fórmula que usa su peso y su altura para determinar si su peso es normal, sobrepeso u obesidad. Un IMC de 19-24 es saludable. Un IMC de 25-29.9 es sobrepeso, y un IMC de 30 o más es obesidad.

> Bendito sea Jehová, mi roca, quien adiestra mis manos para la batalla, y mis dedos para la guerra.
> —SALMOS 144:1

Según lineamientos federales, aproximadamente un tercio de los adultos tiene sobrepeso, y el 35.7 por ciento es obeso. La obesidad no solo aumenta el riesgo de tener presión alta, sino también el riesgo de diabetes, derrame cerebral, enfermedades cardíacas y hasta cáncer.

La hipertensión es tres veces más común entre pacientes obesos (con IMC mayor de 30) que en pacientes de peso normal. En más del 70 por ciento de los pacientes con hipertensión, la presión alta está directamente relacionada con la obesidad.

Dé una mirada al cuadro de índice de masa corporal en los siguientes hechos de salud de la cura bíblica para determinar en qué categoría—normal, con sobrepeso, u obeso—se encuentra usted.

Perder peso y lograr un IMC saludable podría salvarle la vida. Además de ayudarle a combatir la presión alta, lo hará volver a sentirse bien consigo mismo. Piense en lo maravillosamente que se sentiría al entrar en algunos de esos pantalones que han sido empujados a la parte posterior de su armario durante tanto tiempo.

Para que el poder natural y espiritual venzan la obesidad, lea mis libros *La nueva cura bíblica para la pérdida de peso* y *La dieta para reducir su cintura rápidamente*.

¿QUÉ FRUTA ES USTED?

Cuando se trata de la presión arterial alta, no solo es importante entender si usted tiene sobrepeso, sino que además debería ser consciente de *cómo* es su sobrepeso. Permítame explicarlo.

Con forma de manzana

¿Dónde está localizado el exceso de grasa en su cuerpo? Esto es sumamente importante cuando se trata de la presión alta. ¿Tiene grasa abdominal con pliegues? Si usted es una persona con obesidad abdominal, u obesidad central, se lo considera "con forma de manzana".

Un hecho de salud de LA CURA BÍBLICA
Índice de masa corporal

El exceso de grasa corporal es una obvia señal de advertencia. Usted puede medir su grasa corporal. Dibuje una línea desde su peso (columna de la izquierda) hasta su altura (columna derecha). ¿Está el IMC (columna central) en el rango de "saludable"?

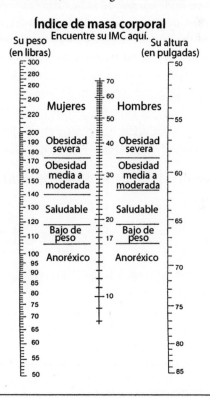

Índice de masa corporal

Su peso (en libras) — Encuentre su IMC aquí. — Su altura (en pulgadas)

Mujeres — Hombres

Obesidad severa
Obesidad media a moderada
Saludable
Bajo de peso
Anoréxico

Si usted tiene forma de manzana, es mucho más propenso a desarrollar presión alta, diabetes, ataques cerebrovasculares y enfermedad de la arteria coronaria. La razón es la siguiente: cuando la grasa está principalmente en el abdomen, está asociada con elevados niveles de proteína c-reactiva. La PCR es un indicador y un promotor de inflamación, que es la causa raíz de aterosclerosis o depósito de placa de ateroma.

Cómo puede usted determinar si tiene forma de manzana: Simplemente mida el área más estrecha de su cintura y el área más amplia alrededor de sus caderas. Divida la medida de la cintura por la medida de las caderas. Si ese número es mayor a 0,95 en hombres o superior a 0,8 en mujeres, entonces usted tiene forma de manzana.

Con forma de pera

Si su exceso de grasa se almacena en los muslos, las caderas y los glúteos, usted tiene "forma de pera". Esta forma del cuerpo no es tan peligrosa como la obesidad de forma de manzana.

LA OBESIDAD CON FORMA DE MANZANA

Muchos pacientes con obesidad en forma de manzana también tienden a ser resistentes a la insulina. La resistencia a la insulina está presente en aproximadamente la mitad de las personas que tienen presión alta.

Cuando usted es resistente a la insulina, las células no responden adecuadamente a la insulina. Cuando usted come una comida con gran cantidad de azúcares o almidones procesados y refinados, esos azúcares y almidones se descomponen en glucosa, la cual es absorbida en el torrente sanguíneo. La glucosa hace que el páncreas segregue insulina. La insulina hace que la glucosa y otros nutrientes se envíen a las células. Cuando la glucosa entra en las células, los niveles de glucosa en la sangre caen, lo que indica al páncreas que deje de producir insulina.

Sin embargo, en muchos pacientes obesos estos receptores de insulina de las células no funcionan correctamente. Por lo tanto no llegan cantidades suficientes de glucosa y nutrientes a las células, lo que hace que la glucosa permanezca en la sangre. Los altos niveles de glucosa en la sangre provocan que el páncreas continúe segregando insulina. Ahora usted tiene niveles altos tanto de glucosa como de insulina. Con el tiempo, esta situación conduce usualmente a la diabetes tipo 2.

Cuando los niveles de insulina y azúcar en la sangre aumentan, generalmente llevan a elevados niveles de colesterol y triglicéridos, que terminan por acumularse en las arterias como placa.

LA CONEXIÓN ENTRE LA OBESIDAD EN FORMA DE MANZANA (O GRASA ABDOMINAL) Y LA INFLAMACIÓN

La conexión entre la obesidad y la inflamación es de carácter cíclico: la obesidad, especialmente la grasa abdominal, produce aumento de inflamación, y el aumento de inflamación provoca más aumento de peso. Esto se debe parcialmente a que las células de grasa fabrican diversos tipos de mediadores inflamatorios, incluyendo la interleucina-6, el factor de necrosis tumoral alfa, y el inhibidor del activador del plasminógeno-1. Todos estos aumentan la inflamación y están asociados con la aterosclerosis, o endurecimiento de las arterias. Las células grasas también producen citocinas. Estas son proteínas que activan la producción de más mediadores inflamatorios, incluida la proteína c-reactiva (PCR). La PCR es un indicador de inflamación que utilizan los médicos para medir el estado inflamatorio del cuerpo. Si hay inflamación en cualquier parte del cuerpo, la PCR normalmente aumenta. El nivel de PCR se eleva en los casos de infección crónica, elevada azúcar en la sangre (resistencia a la insulina), y en personas con sobrepeso y obesidad, especialmente entre los que tienen aumento de grasa abdominal. La elevada PCR también está asociada con un mayor riesgo tanto de ataque cardíaco como de accidente cerebrovascular. Un elevado nivel de PCR a su vez termina por causar constricción de las arterias, de manera similar a cuando se aprieta la boquilla de una manguera. A medida que aumenta la grasa abdominal, típicamente aumenta la PCR, lo que desencadena la constricción de las arterias. ¿Ahora puede usted captar la imagen y por qué es tan importante perder esa grasa abdominal?

Cuando el cuerpo produce más mediadores inflamatorios, tales como la PCR, esto a su vez desencadena inflamación sistémica crónica. En esencia, cuanta más grasa tenga usted (especialmente grasa abdominal), más inflamación sufrirá, y sabemos que la inflamación es la principal causa de la mayoría de las enfermedades de las arterias coronarias o de que se deposite placa en las arterias que nutren el corazón. La mayoría de la gente piensa en el tejido adiposo como inactivo, pero eso está lejos de la verdad. El tejido adiposo o áreas de almacenamiento de grasa, tales como la grasa abdominal, son órganos endocrinos activos que producen numerosos tipos de hormonas, tales como la resistina (que aumenta la resistencia a la insulina), leptina (que disminuye el apetito), y adiponectina (que mejora la sensibilidad a la insulina y ayuda a reducir el azúcar en la sangre). Cuantas más células grasas tenga, más estrógeno, cortisol y testosterona produce su cuerpo. Esta es una de las razones por las que los hombres obesos suelen desarrollan senos y a las mujeres obesas le suele crecer vello en la cara. Sus células grasas están fabricando más estrógeno y más testosterona, respectivamente.

Cuando sus tejidos adiposos arrojan todas estas hormonas—lo más probable, aumentando los niveles de estrógeno, testosterona y cortisol—y producen tremenda inflamación en su cuerpo, el resultado es el aumento de peso. Su extra tóxica grasa abdominal prepara entonces el escenario para la diabetes tipo 2, enfermedades del corazón, derrame cerebral, cáncer y muchas otras enfermedades. Esto se debe a que la grasa abdominal es como un reguero de pólvora. Se propaga por todo el cuerpo e inflama su sistema cardiovascular, lo que puede llegar a producir inflamación y placa en sus arterias e incluso inflamación en el cerebro. Esto, potencialmente, puede dar lugar a la enfermedad de Alzheimer.

En el capítulo 2, descubriremos una dieta que disminuye la hipertensión que le ayudará a combatir la inflamación y la grasa abdominal.

CONCLUSIÓN

Confío en que usted haya obtenido un poco de sabiduría y comprensión de lo que es la presión arterial alta, y por qué usted o su ser querido la tienen. En vista de estos hechos médicos, su meta es aprovechar la riqueza de la sabiduría de la Palabra de Dios y del conocimiento médico con el que Dios nos ha bendecido. Lo más importante es que lo animo a echar mano del poder sanador de Jesucristo que, por medio de sus propios sufrimientos, Él compró para usted.

Una oración de **LA CURA BÍBLICA** para usted

Amado Señor, gracias porque estás proveyendo sabiduría y entendimiento a mi vida. Contigo a mi lado sé que no soy una estadística. Te doy gracias por tu amor y tu favor en mi vida. Pido tu ayuda para desarrollar un nuevo estilo de vida que libere a mi destino de las consecuencias negativas de la presión arterial alta. Más importante aún, Señor, ayúdame a entender y echar mano del poder sanador de Jesucristo en mi vida. Amén.

> Muchos males me han rodeado; tantos son que no puedo contarlos. Me han alcanzado mis iniquidades, y ya ni puedo ver.
>
> —SALMOS 40:12, NVI

Una receta de LA CURA BÍBLICA

Edifique la fe

Mas Él fue herido por nuestras transgresiones, molido por nuestras iniquidades. El castigo, por nuestra paz, cayó sobre Él, y por sus heridas hemos sido sanados.

—ISAÍAS 53:5, LBLA

Escriba este versículo e inserte su propio nombre en él: "Él herido fue por las transgresiones de _____ , molido por las iniquidades de _____ . El castigo por la paz de _____ cayó sobre él, y por sus heridas _____ ".

Escriba una oración personal a Jesucristo, dándole gracias por intercambiar la salud de Él por su dolor. Dé gracias por llevar el poder de la enfermedad sobre su propio cuerpo a fin de comprar la sanidad de la presión alta para usted.

Capítulo 2

UNA DIETA PARA ACABAR CON LA HIPERTENSIÓN

U STED ES LA preciosa posesión de Dios. Su gran favor está sobre usted. Usted es la niña de sus ojos. La Biblia dice: "Porque la porción de Jehová es su pueblo; Jacob la heredad que le tocó....Lo trajo alrededor, lo instruyó, lo guardó como a la niña de su ojo" (Deuteronomio 32:9-10).

¡Qué privilegio es ser elegido por Dios, seleccionado por Él como el objeto de su amor, de su cuidado especial, de su protección y de su guía! Usted no es un número de estadística, destinado a sufrir los efectos debilitantes de la presión alta. El especial amor y solicitud de Dios por usted incluyen impartirle sabiduría y poder sanador para ayudarlo a vencer la hipertensión.

Esa sabiduría incluye soluciones nutricionales naturales que pueden cambiar completamente la presión arterial. Vamos a echar un vistazo.

> Irán de poder en poder; Verán a Dios en Sion.
> —SALMOS 84:7

REDUZCA DRÁSTICAMENTE LA PRESIÓN ALTA CON LA DIETA DASH

La dieta DASH es una dieta baja en sodio, especialmente recomendada para las personas con hipertensión o prehipertensión. Las letras de DASH significan "Enfoques dietarios para detener la hipertensión" (en inglés, Dietary Approaches to Stop Hypertension). Hay dos dietas DASH:[1]

1. Dieta Dash 1: 2,300 mg de sodio / día reduce la presión sanguínea a 11.4/5.7 mm Hg (lo cual es aproximadamente 1 cucharadita de sal)

2. Dieta Dash 2: 1,500 mg de sodio / día reduce la presión sanguínea de 7 a 12 mm Hg

---

Un hecho de salud de LA CURA BÍBLICA
Alimentos altos en sodio[2]

Los lineamientos para los Estados Unidos recomiendan menos de 2,300 miligramos de sodio por día, aproximadamente una cucharadita de sal de mesa. Y la mitad de los estadounidenses debería reducirlo a 1,500 miligramos por día. Sorprendentemente, la mayor parte de nuestra ingesta de sal está oculta en los alimentos que compramos en los supermercados. El estadounidense promedio consume 3,400 miligramos de sal por día, lo que es equivalente a 1½ cucharaditas de sal.

Comidas frizadas

Usualmente están cargadas de sodio. Una comida de 5 onzas de pavo frizado con salsa puede contener 787 miligramos de sodio, y la mayoría contiene todavía más cantidad.

Cereales listos para comer

Algunas mezclas de cereales integrales con pasas de uva tienen más de 250 miligramos de sodio por taza.

Jugos vegetales

Una taza de cóctel de jugo vegetal usualmente contiene 479 miligramos de sodio.

Vegetales envasados

Los vegetales envasados están típicamente embebidos en preservantes o salsas y aderezos que agregan sodio extra. Una taza de maíz cremoso enlatado puede contener 730 miligramos de sodio.

Fiambres envasados

Un salame seco de carne de res o de puerco (2 rebanadas) pueden contener 362 miligramos de sodio o más.

Sopas

Una taza de sopa de pollo con fideos (envasada) contiene tanto como 744 miligramos de sodio. Un cubo de caldo tiene 1,200 miligramos de sodio.

Marinadas y aderezos

La salsa Teriyaki (1 cucharada sopera) contiene 690 miligramos de socio, y la salsa de soja (1 cucharada sopera) puede contener más de 1,024 miligramos de sodio.

Salsa para tallarines

Media taza de salsa para tallarines usualmente contiene 554 miligramos de sodio, y esa cantidad apenas cubre una porción de pasta.

Queso

Tres y media onzas de queso típicamente contienen 1,700 miligramos de sodio, y media *pizza* usualmente tiene mucho más queso que esas 3½ onzas.

Especias

El chile jalapeño enlatado (¼ de taza, sólidos y líquidos) contiene aproximadamente 568 miligramos de sodio.

Frutos secos salados

Una onza de cacahuates secos tostados y salados contiene 192 miligramos de sodio.

Refrigerios favoritos

Porción de 1 onza de:

Patatas fritas = 136 miligramos

Palitos de queso (cheetos) = 240 miligramos

Pretzeles = 385 miligramos

Incluso los productos "horneados" o libres de grasa pueden tener igual o mayor cantidad de sal.

Alimentos preenvasados

Arroz, patatas y pasta: una vez que usted toma la conveniente caja "todo en uno" y añade el aderezo empacado, puede terminar comiendo más de la mitad de su asignación diaria de sodio en una sola porción.

Principales inconvenientes cuando se come afuera

Las sopas de los restaurantes generalmente son muy altas en sodio, así como los aperitivos con quesos o carnes. Las entradas guisadas y el arroz pilaf son otros inconvenientes comunes. La palabra *salsa* en un restaurante es muchas veces sinónimo de sodio. El pescado puede ser una opción baja en sodio en un restaurante.

Qué hacer cuando se come afuera

Pregunte cómo está preparado el alimento.

Elija un restaurante donde los platos se preparan a la orden, y ordene cuidadosamente.

Pida que su comida sea preparada sin ninguna forma de sodio.

Estudios patrocinados por los Institutos Nacionales de Salud han demostrado que la dieta DASH cumple un papel significativo en disminuir la presión arterial. Además de ser un plan de bajo contenido de sal (o de sodio), la dieta DASH está basada en un plan de alimentación rico en frutas y vegetales, y productos lácteos bajos en grasa o libres de grasa, y cereales integrales. Se trata de una dieta de alto contenido en fibra, de baja a moderada en grasas, rica en potasio, calcio y magnesio.[3]

> Se ha demostrado que el plan de alimentación DASH reduce la presión arterial en solo 14 días, incluso sin disminuir la ingesta de sodio. La mejor respuesta llegó de las personas cuya presión arterial era solo moderadamente alta, incluidos los que tenían prehipertensión. A las personas con hipertensión más severa, que no pueden eliminar la medicación, la dieta DASH puede ayudarlas a mejorar la respuesta a la medicación, y facilitar la disminución de la presión. La dieta DASH puede ayudar a bajar el colesterol, y con disminución de peso y ejercicio, puede reducir la resistencia a la insulina y el riesgo de desarrollar diabetes....
>
> Nuevas investigaciones muestran que siguiendo la dieta DASH, con el tiempo se reduce el riesgo de accidentes cerebrovasculares, enfermedades cardíacas, así como de cálculos renales. Los beneficios de la dieta DASH también se han visto en los adolescentes con hipertensión. La dieta DASH es realmente la dieta para todos.[4]

Aunque los resultados de la dieta DASH están bien documentados, creo que la mejor dieta es la mediterránea modificada o la dieta antiinflamatoria que se encuentra en mis libros *La nueva cura bíblica para la pérdida de peso* y *La dieta para reducir su cintura rápidamente.*

Las recomendaciones dietéticas diarias para la dieta DASH incluyen:

- 6 a 12 porciones de cereales integrales por día.
  (Sin embargo, no recomiendo granos si usted tiene

hipertensión o prehipertensión. De hecho, he hallado que si se eliminan los productos de trigo y maíz, típicamente la presión cae entre 20-40 mm Hg).

- 4-6 porciones de fruta por día

- 4-6 porciones de vegetales por día

- 2-4 porciones de productos lácteos bajos en grasa o libres de grasa por día

- 1 ½ -2 ½ porciones de carnes magras, pescado o aves por día

- 3-6 porciones por semana de frutos secos, semillas y legumbres por día

- 2-4 porciones de grasas y dulces[5] (no recomiendo dulces, excepto frutas, especialmente bayas [frutos del bosque]. Doy a mis pacientes una versión modificada de la dieta mediterránea o de la que llamo dieta antiinflamatoria).

Como el estadounidense promedio consume a diario solo dos o tres porciones de frutas y vegetales combinados, algunos tienen dificultad para hacer el cambio y cumplir los requisitos de la dieta DASH. Los riesgos asociados a no seguir un plan dietético como la dieta mediterránea modificada o la dieta DASH hacen que la empresa entera valga la pena del sacrificio, y los resultados lo sorprenderán. Por medio de Cristo usted tiene el poder para ser fiel en comer bien y decidirse por un estilo de vida saludable que conduce a la salud divina. Filipenses 4:13 dice que usted puede hacer todas las cosas por medio de Cristo que lo fortalece.

Un subproducto mortal de la dieta occidental: la inflamación

Uno de los mayores problemas de nuestra moderna dieta rica en grasas, sumamente procesada, de alto contenido de azúcar y sodio, es que ha quitado en nuestro organismo el equilibrio entre las sustancias químicas inflamatorias y antiinflamatorias llamadas *prostaglandinas*. Normalmente la inflamación es algo bueno que actúa para reparar una lesión o le permite a usted combatir las infecciones del cuerpo. Pone al sistema inmunológico en completo alerta para atacar bacterias o virus que invaden el cuerpo a fin de deshacerse de esos intrusos. O, en el caso de una lesión, envía glóbulos blancos a la herida, raspadura, esguince o hueso fracturado para inmovilizar la lesión y facilitar la curación. Este es el lado bueno de la inflamación y una función sumamente importante de los pequeños agentes del sistema inmunológico. Cuando nuestro cuerpo está luchando contra una infección, hay un proceso complicado a través del cual se crean más prostaglandinas proinflamatorias que antiinflamatorias, y el sistema inmune responde al sonido de esta alarma. Cuando se supera la crisis, el equilibrio se mueve en la dirección antiinflamatoria y, finalmente, se vuelve a equilibrar.

Sin embargo, debido al alto contenido de omega-6 de nuestras dietas, y al exceso de azúcares, carnes alimentos y procesados, nuestros cuerpos producen más prostaglandinas proinflamatorias que antiinflamatorias. Con el tiempo, la natural y continua creación de prostaglandinas inclinará la balanza hacia la inflamación sistemática a medida que se producen más prostaglandinas proinflamatorias que antiinflamatorias. Con el tiempo esto lleva a que las arterias se constriñan y la presión se eleve. Aunque no haya una verdadera emergencia, este desequilibrio sigue activando las alarmas y causando inflamación, y el sistema inmune responde en consecuencia. Esta hipersensibilidad inmunológica y la inflamación crónica pueden conducir a una profusión de problemas que van desde simples alergias y aumento de peso (especialmente grasa abdominal) hasta cáncer, enfermedad de Alzheimer, enfermedad cardiovascular, hipertensión, diabetes, artritis, asma, problemas de próstata y enfermedades autoinmunes.

Un hecho de salud de LA CURA BÍBLICA
Superalimentos para su corazón

En comparación con otros países, los estadounidenses tienen significativamente más enfermedades cardíacas y por una sola razón: el estado tóxico de la dieta estadounidense estándar. Lo que usted come es el factor más importante en lo que respecta a su salud. Aunque Dios creó muchos alimentos para nutrir y proteger nuestro cuerpo, algunos se destacan cuando se trata de la salud del corazón y de bajar la presión sanguínea. Ellos incluyen apio, remolacha, ajo, aceite de oliva extra virgen, chocolate negro, granada, arándanos, salmón salvaje, espinaca y nueces. (Vea Apéndice A).

Las prostaglandinas son producidas a partir de los alimentos que comemos en un ciclo continuo, y cada uno de los alimentos que ingerimos tiene una tendencia proinflamatoria o antiinflamatoria. Los ácidos grasos están en el centro de esto. Los ácidos grasos omega-6 son "amigables" para la creación de prostaglandinas proinflamatorias, y los omega-3 son "amigables" para la creación de prostaglandinas antiinflamatorias. Una dieta más natural, de tipo mediterráneo tendrá un equilibrio de alimentos pro y anti-inflamatorios; pero nuestra moderna dieta occidental, rica en grasas, en sodio, en carnes y en azúcares sumamente procesados, rompe ese equilibrio en favor de la producción de prostaglandinas proinflamatorias.

Los expertos nos dicen que nuestra dieta estadounidense típica ha duplicado la cantidad de ácidos grasos omega-6 que consumimos desde 1940, ya que nos hemos alejado más y más de las frutas y vegetales hacia alimentos basados en cereales y los aceites producidos a partir de ellos. Efectivamente, ingerimos unas veinte veces más omega-6 que las antiinflamatorias grasas omega-3. Los seres humanos consumimos hoy más granos de cereales—y aceites producidos de ellos—, que en toda nuestra historia, y como resultado tenemos más enfermedades inflamatorias—enfermedades del corazón, diabetes, Alzheimer, hipertensión y artritis—que nunca. La mayoría de los animales de los cuales obtenemos alimento hoy en día también son alimentados con granos, por lo que la mayoría de nuestras carnes, huevos y productos lácteos son más altos en grasas omega-6 y más inflamatorios que hace un siglo. Además, como ahora la mayoría del pescado de nuestras tiendas es de criadero, donde se le alimenta con granos de cereales en lugar de las algas y peces más pequeños que consumía cuando vivía en la naturaleza, hasta el pescado contiene más grasas omega-6 que antes. Observando todo esto, no es difícil ver por qué las enfermedades causadas por inflamación sistemática crónica se han convertido en tal problema en el mundo occidental de hoy, y especialmente por qué la hipertensión es una epidemia en este país.

Para poner este conocimiento en un contexto individual y ver dónde se encuentra usted respecto a la inflamación, puede hacerse una prueba de sangre para la proteína c-reactiva (PCR). La PCR es sencillamente un marcador de inflamación, así como un promotor de ella, y es uno de los indicadores más fáciles de testear. Lo elevados que estén sus niveles de PCR especificarán cuán importante es su nivel de inflamación sistemática. Al llegar a los cuarenta años de edad, la prueba anual de CRP es una gran idea para comprobar la eficacia antiinflamatoria de su dieta.

El control de la inflamación se hace principalmente equilibrando las grasas omega-6 y omega-3 con dieta y suplementos, ya que estas grasas no son fabricadas por el cuerpo. La ingesta de grasas omega-3 y el equilibrio de diferentes grasas y aceites contribuyen a reducir el riesgo de enfermedades cardíacas y de presión arterial alta. Y usted puede hacer esto siguiendo la dieta antiinflamatoria.

La dieta antiinflamatoria: Llevar la dieta mediterránea al próximo nivel

Entonces, ¿cómo escapar de esta inflamación sistémica que causa obesidad, presión alta, y tantos otros problemas de salud? En primer lugar, si usted adopta la dieta mediterránea como base para la planificación diaria de sus comidas.

Un hecho de salud de La CURA BÍBLICA

Los elevados niveles de PCR *no* siempre son una señal de peligro

Aunque los niveles elevados de PCR están asociados con un mayor riesgo de cáncer, enfermedad cardíaca, diabetes e hipertensión, recuerde que la inflamación es una respuesta natural y saludable a la enfermedad, y cualquier infección o herida que usted pueda sufrir aumentarán temporalmente los niveles de PCR para luchar contra la crisis. Evite analizar sus niveles de PCR durante al menos dos semanas después de haber tenido una infección aguda o sufrido una lesión para asegurar que su nivel sérico de CRP refleje su nivel constante real y no se haya disparado debido a alguna infección reciente.

> Mi fortaleza y mi cántico es JAH, y él me ha sido por salvación.
>
> —SALMOS 118:14

Entonces, en ese marco, equilibre sus alimentos proinflamatorios y antiinflamatorios, y generalmente su nivel de PCR disminuirá en consecuencia. Esto, por supuesto, al comienzo probablemente signifique añadir más alimentos antiinflamatorios y limitar o evitar los proinflamatorios por un tiempo.

Recomiendo enfáticamente *The Inflammation-Free Diet Plan* (el "Plan diétetico libre de inflamación"), de Monica Reinagel, donde ella presenta su investigación de varios años para atribuir un valor de libre de inflamación (IF) a los alimentos que ingerimos. Este sistema de calificación toma en cuenta más de veinte factores que contribuyen a relacionar un alimento con la inflamación. Los valores positivos son antiinflamatorios, y los alimentos con índices negativos promueven la inflamación. Hasta cien en cada escala se considera leve en un sentido o en otro, más de cien es moderado, y más de quinientos es grave.

Observando su investigación y agregando algunas propias, he organizado las siguientes dos listas de alimentos para que usted considere añadirlos o sustraerlos de su dieta, según lo requiera su nivel de inflamación sistémica.

> Mas él herido fue por nuestras rebeliones, molido por nuestros pecados; el castigo de nuestra paz fue sobre él, y por su llaga fuimos nosotros curados.
>
> —ISAÍAS 53:5

Un hecho de salud de LA CURA BÍBLICA
Grasas buenas para usted

No todas las grasas son nuestras enemigas. Debemos aprender a elegir las grasas buenas y evitar o limitar las malas, inflamatorias. La ingesta adecuada de grasas lo ayuda a mantener la proteína para que su cuerpo no queme proteínas como combustible. Las grasas también son elementos fundamentales de las membranas celulares. Las grasas saludables incluyen pescado graso, como salmón salvaje, sardinas, atún tongol, anchoas, semillas de lino, almendras, mantequilla de almendras, nueces de macadamia, palta, guacamole, nueces pacanas, castañas de cajú, nueces de Brasil, avellanas, aceitunas, aceite de oliva, aceite de palta; aceite de nuez de macadamia y aceite de linaza. Esto también incluye semillas de lino, de chía, de hemp y de salba, que tienen alto contenido de grasas omega-3. Se pueden hacer rehogados a fuego bajo con aceite de nuez de macadamia, aceite de oliva o aceite de palta, pero, no cocine con aceite de linaza. Además, lo mejor es elegir aceites orgánicos.

DIETA ANTIINFLAMATORIA DEL DR. COLBERT (EN LO POSIBLE ELIJA SIEMPRE PRODUCTOS ORGÁNICOS)	
Vegetales	• Al vapor, rehogados o cocinados a fuego bajo. • Prefiera cocinar con aceite de oliva extra virgen, aceite de nuez de macadamia o de coco. • Las sopas de vegetales no deberían estar basadas en crema, bajas en sodio (preferentemente hechas en casa); puede agregarle algo de carne orgánica. • Prepare su propio jugo de vegetales; evite los industrializados, que generalmente son altos en sodio.

Proteínas animales (carnes)	• 3 onzas una o dos veces por día para mujeres; 3 a 6 onzas una o dos veces por día para hombres. • Salmón salvaje de Alaska, sardinas, anchoas, atún tongol, pavo (sin piel), pollo de campo (sin piel), huevos (de campo, orgánicos o enriquecidos con omega-3), carne de bisonte o carne de res extra magra. • Para asarla, corte la carne en rebanadas finas; marínela con vino tinto, jugo de granada, jugo de cerezas o salsa curry. Remueva todo evitando que la carne se queme. • Sea cuidadoso con las yemas de huevo, consumiendo como máximo una o dos por semana. Puede combinar una yema con dos o tres claras de huevo. • Limite su consumo de carne magra y carne roja a una o dos porciones de 3 a 6 onzas por semana.
Frutas	• Bayas (frutos del bosque), manzanas Granny Smith, limón o lima. Si es diabético, elija solamente bayas.
Nueces y semillas	• Todas las nueces y semillas crudas con aceptables, pero solo un puñado una o dos veces por día.
Ensaladas	• Use *spray* de aderezo para ensaladas de 1 caloría; o cree su propio aderezo de vinagreta utilizando una o dos partes de aceite de oliva extra virgen y vinagre balsámico, o de sidra o de vino rojo. También podría mezclar dos cucharadas soperas de aceite de oliva extra virgen con 2 a 4 cucharadas soperas de vinagre. Cuando su peso corporal y cintura sean normales, incremente el aceite de oliva extra virgen a 4 cucharadas soperas por día y úselo en ensaladas.
Lácteos	• Lácteos descremados y sin azúcar tales como el yogur griego y el queso cottage descremado.

Almidones (hidratos de carbono)	• Boniatos (batatas), patatas nuevas, arroz integral, pan de mijo, pasta de arroz integral. • Una a cuatro tazas diarias de frijoles, garbanzos, legumbres, lentejas o hummus. • Sea moderado cuando elija almidones, a lo sumo una sola porción por comida, y que esta tenga el tamaño de una pelota de tenis, no una de basquetbol. • Si es diabético, le recomiendo que evite los almidones.
Bebidas	• Agua alcalina o agua gasificada; puede añadirle limón o lima. • Té verde, negro o blanco; puede añadirle limón o lima. • Café • Leche de coco baja en grasa o leche de almendras en lugar de leche de vaca. • No use azúcar; sí stevia u otros sustitutos del azúcar tales como Just Like Sugar, Sweet Balance, xylitol; azúcar de achicoria, de tagatose o de palma de coco, con moderación. • No use crema sino leche de coco baja en grasa.
Evite	• Evite todo gluten (trigo, avena, centeno, escanda); esto incluye todos los productos hechos con esos granos, como pan, pastas, galletas, roscas, pretzels, la mayoría de los cereales, etc. Consulte www.celiacsociety.com para hallar alimentos libres de gluten. • Evite todos los productos de maíz excepto el maíz en mazorca que no sea transgénico.
Evite	• Proteínas animales inflamatorias tales como moluscos, puerco, cordero, ternera y vísceras. • Azúcar • Alimentos fritos • Alimentos procesados • Alimentos altos en glicemia tales como arroz blanco, patatas instantáneas, harina de avena instantánea, etc.

No se trata en modo alguno de listas completas: solo algunos de los alimentos probablemente más "sospechosos" para que se mantenga alerta, o los más útiles para incorporar a su dieta. Cuando los lea ahora, algunos de ellos le resaltarán como cosas que le gustan y necesita, pero que no consume en su dieta en la cantidad que debería. Es tiempo de cambiar sus hábitos respecto a ciertos alimentos y "poner en el altar" los alimentos que le provocan presión alta a su cuerpo. Lo que hay que recordar es que usted tiene la posibilidad de elegir lo que pone en su boca, y ahora que tiene un poco más de conocimiento acerca de estos alimentos, puede comenzar a hacer elecciones dietéticas más saludables que le ayudarán a ganar la batalla sobre la presión alta.

Prescribo a mis pacientes con hipertensión una dieta baja en sodio y que dejen todos los productos de trigo y maíz así como el azúcar. El renombrado cardiólogo Dr. William Davis quita a sus pacientes hipertensos todos los productos de trigo y maíz y generalmente ve una caída de 20-40 mm de mercurio en su presión sanguínea. Por favor lea mi libro *¿Qué comería Jesús?*, que es la dieta mediterránea, pero sin trigo ni maíz.

CONCLUSIÓN

Cambiar su forma de comer puede ser lo más difícil que usted haya hecho. Pero no está solo. Nunca olvide que, independientemente de dónde se encuentre en su viaje de transformación de la salud, Dios lo ama y usted sigue siendo la niña de los ojos de Dios. Él está listo y dispuesto a darle la ayuda que necesita para vivir una vida más saludable y gozosa. Elija creer la Palabra de Dios. ¡No se arrepentirá!

Una oración de LA CURA BÍBLICA para usted

Querido Jesús, decido en este momento creer en tu Palabra. Puede que no entienda el porqué, pero tu Palabra dice que me amas profundamente, y que a pesar de mis debilidades e imperfecciones, sigo siendo la niña de tus ojos. Con tu ayuda día tras día, voy a cambiar mis hábitos alimenticios por los que te honran a ti, protegen mi salud y bajan mi presión sanguínea. En el nombre de Jesús, amén.

Una receta de LA CURA BÍBLICA
Lleve un diario de alimentación

Fecha / Peso	Desayuno	Refrigerio	Almuerzo	Merienda	Cena
/					
/					
/					
/					
/					
/					
/					

Capítulo 3

PONGA EN FORMA SU CORAZÓN

Tenga conciencia o no, usted es una persona realmente privilegiada. Dios no solo lo ve como objeto de su amor, sino que además lo creó como objeto de su especial cuidado. Este es otro versículo de la Biblia que habla de usted como especialmente elegido por Dios: "El que os toca, toca a la niña de mi ojo" (Zacarías 2:8, RV95).

¡Qué maravilloso privilegio es saber y reconocer el asombroso amor y el increíble cuidado de Dios! Él lo creó para que usted sea verdaderamente singular, único en su clase. Y Él no solo le dio la gracia de la vida, sino que además bendijo su vida con propósito. Él le ayudará a entender y obtener el destino que tiene para usted.

Aunque las enfermedades como la presión alta podrían tratar de ponerse en el camino de su destino, también es la voluntad de Dios ayudarle a superarla.

Desarrollar un estilo de vida saludable le ayudará, y el ejercicio regular, un remedio natural para la presión arterial alta, es una parte importante de ese estilo de vida. Vamos a examinar el papel que cumplen el ejercicio y los cambios de estilo de vida en la ayuda para vivir en el destino de favor que Dios tiene para usted.

CAMBIE SU FORMA DE PENSAR SOBRE EL EJERCICIO

Si no le gusta hacer ejercicio, usted no es el único. Hasta las celebridades de renombre que son conocidas por sus atractivos ultra en forma lo detestan. La cantante y actriz Janet Jackson dice: "Odio hacer ejercicio, y odio es una palabra fuerte, pero no soporto hacer ejercicio".[1] Bruce Willis, conocido por sus papeles de tipo duro en numerosas películas de acción y aventura, admite: "Soy perezoso, detesto hacer ejercicio; solo lo hago para las películas y lo considero un trabajo".[2]

Willis no es la única estrella de Hollywood con aversión al ejercicio. La actriz Katherine Heigl, más conocida por sus actuaciones ganadoras de los premios Emmy en *Anatomía de Grey*, dice: "Si yo no estuviera en esta industria, no haría ejercicio. Pero tengo caderas y nalgas y todo lo que va junto con eso, incluyendo celulitis".[3]

Desde el mundo de los deportes, escuche a la estrella de tenis Serena Williams: "Más que nada detesto hacer ejercicio, pero tengo que hacerlo; cuando estoy corriendo, pienso en lo mucho que quiero ganar. Eso es lo único que me ayuda a seguir…. Supongo que cada uno tiene que descubrir eso único que le anima, y pensar en ello todo el tiempo que esté haciendo ejercicio. Pero tengo que ser sincera: odio ir al gimnasio. No me gusta correr. Detesto hacer cualquier cosa que tenga que ver con el ejercicio".[4]

La única persona de quien podría haberse esperado que defendiera el ejercicio era el aficionado al deporte Jack LaLanne, quien murió en enero de 2011 a la edad de noventa y seis años. Incluso el legendario maestro del entrenamiento una vez dijo: "Detesto hacer ejercicio, pero me encantan los resultados".[5] Tales ocurrencias ilustran nuestra relación de amor-odio con el ejercicio. En particular tememos quitar tiempo de nuestras ya apretadas agendas para eso. ¿Qué otra explicación hay para todos los anuncios comerciales nocturnos de televisión acerca de aparatos de ejercicios que ahorran tiempo y prometen quitarnos libras "al instante" si usamos su producto? Siempre queremos la solución rápida.

Como resultado, dos tercios de todos los estadounidenses no están, por lo general, físicamente activos. Menos de la mitad realiza menos de la cantidad recomendada de ejercicio. Lamentablemente un 25 por ciento (¡un cuarto del total de la población!) no realiza ejercicio en absoluto.[6] La razón principal, de acuerdo con casi todas las encuestas realizadas, pone al tiempo al tope de la lista de excusas.[7] Las personas racionalizan que sencillamente están demasiado ocupadas para hacer ejercicio. De acuerdo con el CDC (Centers for Disease Control and Prevention, Centros de Control y Prevención de Enfermedades) el adulto promedio, de dieciocho a sesenta y cuatro años necesita 150 minutos (2.5 horas) por semana de actividad aeróbica moderada, y dos días o más por semana de actividad de fortalecimiento muscular.[8] Un reciente estudio encontró que las mujeres mayores de cuarenta y cinco años de edad necesitan 60 minutos de ejercicio moderado al día para prevenir el aumento de peso a medida que envejecen, incluso consumiendo una dieta normal.[9]

¿QUÉ HAY EN UNA PALABRA?

Para muchos la palabra *ejercicio* evoca los mismos sentimientos negativos que *dieta*. Las personas con sobrepeso u obesidad piensan en el ejercicio en términos de dolor, sudor, humillación, vergüenza y ansiedad. Pueden visualizarse a sí mismos en el gimnasio rodeados de personas con cuerpos perfectos, un instructor de educación física probando su falta de capacidad física, o un entrenador autoritario desde su juventud. Debido a que esta palabra a menudo fomenta el miedo, yo uso una diferente: *actividad*. Para algunos, esto parece un poco tonto. Es solo una palabra, después de todo: ¿qué diferencia haría la sustitución de una palabra? ¿No se sigue refiriendo a lo mismo?

No puedo explicar por qué esto funciona, pero lo hace. *Actividad* parece menos intrusiva; no da lugar a los síntomas emocionales o de ansiedad. Para la mayoría de las personas con sobrepeso u obesidad eso es seguro y no amenazante. No los abruma con pensamientos de compromisos de tiempo, disciplina, o relojes despertadores temprano en la mañana.

Depende de usted si adopta un cambio de vocabulario. Sin embargo, el mayor problema que no se puede pasar por alto es que, tanto un cambio de dieta como la actividad física regular, son esenciales para la pérdida de peso. Simple y llanamente, la razón por la cual las personas bajan de peso con éxito y lo mantienen es porque son físicamente activos.

Los beneficios de la actividad regular

En caso de que necesite un recordatorio, estos son algunos de los muchos beneficios que resultan de la actividad regular:

- Disminuye el riesgo de enfermedades del corazón, derrame cerebral y de desarrollo de la hipertensión.

- Ayuda a prevenir la diabetes tipo 2.

- Ayuda a protegerlo a usted de desarrollar ciertos tipos de cáncer.

- Ayuda a prevenir la osteoporosis y a mantener los huesos sanos.

- Ayuda a prevenir la artritis y a mantener las articulaciones sanas.

- Ralentiza el proceso de envejecimiento en general.

- Mejora su estado de ánimo y reduce los síntomas de ansiedad y depresión.

- Aumenta la energía y el estado de alerta mental.

- Mejora la digestión.

- Proporciona un sueño más reparador.

- Ayuda a prevenir resfríos y gripe.
- Alivia el dolor.
- Y la razón favorita entre las personas con sobrepeso y obesidad...promueve la pérdida de peso y disminuye el apetito.

No use a las estrellas de Hollywood o a los gurúes de *fitness* como una excusa para justificar la falta de actividad. A la hora de la verdad, usted debe hacer su parte y empezar a moverse con regularidad. Esto requiere valentía. Si no fuera así, todo el mundo lo haría. Usted debe tomar la ofensiva en la batalla, recordando que la obesidad es un flagelo que puede debilitar y dañar otros órganos de su cuerpo.

LOS SUPLEMENTOS NATURALES PARA BAJAR DE PESO

No hay mejor manera de complementar una dieta para bajar de peso y un programa de suplementos que con actividad física. ¿Cómo ayuda? Las maneras son tan abundantes como los muchos beneficios que acabo de enumerar. En primer lugar, ayuda a aumentar la tasa metabólica durante y después de la actividad. Esto le permite desarrollar más músculo, lo cual eleva la tasa metabólica durante todo el día, incluso mientras duerme. Disminuye la grasa corporal y mejora su capacidad para lidiar con el estrés mediante la reducción del cortisol, la hormona del estrés.

Esta actividad también aumenta los niveles de serotonina, que ayuda a reducir los antojos de dulces y carbohidratos. Esto ayuda a quemar la nociva grasa abdominal y mejora la capacidad del cuerpo para controlar el azúcar. Por último, la actividad física regular puede incluso ayudar a controlar el apetito al incrementar los niveles de serotonina, disminuyendo el cortisol, y los niveles de insulina (lo cual también puede disminuir las probabilidades de resistencia a la insulina).

Hay muchas actividades divertidas para elegir, por ejemplo, andar en bicicleta, nadar, hacer ejercicio en una máquina elíptica, practicar danza, excursionismo. Deportes tales como el baloncesto, voleibol, fútbol, fútbol americano, racquetbol, tenis y squash se consideran aeróbicos. Pilates, bailes de salón, lavar el coche a mano, trabajar en el jardín y cortar el césped también califican; cualquier cosa que aumente la frecuencia cardíaca lo suficiente como para quemar grasa.

Una gran actividad aeróbica es caminar a paso ligero, aunque para los pacientes diabéticos con úlceras en los pies o entumecimiento, caminar no es la mejor actividad. En su lugar deberían probar andar en bicicleta, la máquina elíptica, o actividades en piscinas, mientras se inspeccionen los pies antes y después de la actividad.

Si usted puede caminar, para entrar en la zona de frecuencia cardíaca que busca, camine a paso lo suficientemente ligero como para no poder cantar, y lo suficientemente lento para poder hablar. El seguir esta fórmula es una de las razones por las que recomiendo a la gente encontrar un compañero de actividad para hablar mientras caminan. (Los escépticos podrían decir que al sufrimiento le encanta la compañía.) Estos son algunos otros consejos para ayudarle a comenzar:

- Elija algo que sea divertido y agradable. Uno nunca se adhiere a ningún programa de actividad si le da miedo o lo detesta.

- Use zapatos y calcetines cómodos, de buen calce.

- Si usted es un diabético tipo 1, tendrá que trabajar con su médico para ajustar las dosis de insulina,

mientras aumenta su actividad. Sea consciente de
que hacer ejercicio reducirá el azúcar en la sangre, lo
que puede ser potencialmente peligroso en un diabético tipo 1.

MÚSCULOS, METABOLISMO Y ENVEJECIMIENTO

Todos quieren lucir siempre jóvenes y en forma. Eso es particularmente cierto en los Estados Unidos, donde cubrimos todas las
portadas de revistas, avisos de televisión y pantallas de cine, con
cuerpos juveniles descubiertos, esbeltos y tonificados. Las estu-
pendas apariencias esconden la realidad de que los adultos suelen
perder típicamente desde ½ a 1 libra de tejido muscular por año
después de los veinticinco años de edad, lo que significa que nuestro
cuerpo avanza naturalmente hacia más grasa y menos músculo. Esa
no es la mejor noticia para quienes poseen exceso de grasas. Sin
embargo, tomar conciencia de esto puede ser una fuerza motivadora
para ponerse en forma. A mayor masa muscular, mayor será, por lo
general, su tasa metabólica y más calorías quemará en reposo. Por
cada libra de masa muscular que usted gana o no pierde, se queman
entre treinta y cincuenta calorías al día.

Un hecho de salud de LA CURA BÍBLICA

El ajuste quiropráctico de la vértebra C1 baja la presión sanguínea

Un estudio muestra que un ajuste quiropráctico de la vértebra C1,
también conocido como "ajuste del atlas", baja la presión sistólica a un
promedio de 14 mm Hg y un promedio de 8 mm Hg para la presión
diastólica.[10]

Nunca olvidaré al paciente que vi hace años durante mi residencia. El corredor ofensivo estrella de un equipo de fútbol de la universidad se había fisurado el muslo izquierdo. Parte de la razón de que jugara en la ofensiva era por el poder de sus piernas. No resultaba sorprendente que sus muslos fueran sumamente musculosos. Antes, dijo, había podido hacer más de mil libras en flexiones con pesas en las piernas, en diez repeticiones. Pero debido a su lesión, este atleta tuvo que usar un yeso en toda la pierna durante aproximadamente dos meses.

Cuando quitamos el yeso, nos quedamos impactados por lo mucho que se había atrofiado su pierna izquierda. La medición de los muslos mostró una circunferencia de 32 pulgadas alrededor de su muslo medio derecho; el izquierdo registró apenas 24 pulgadas. Solo dos meses de inactividad le habían costado a este joven 8 pulgadas de músculo.

Un proceso similar ocurre con la mayoría de los adultos, aunque no con tanta rapidez. Sin embargo, si usted está inactivo, los músculos van desapareciendo lentamente. La tasa metabólica disminuye y el tejido muscular es (normalmente) reemplazado por grasa. Muchas personas no se dan cuenta porque el tamaño de su brazo o pierna sigue siendo el mismo, cuando en realidad se trata simplemente de un caso de sustitución de grasa por tejido muscular, similar a las vetas de grasa de la carne.

Esto es particularmente cierto en las mujeres. El metabolismo de una mujer por lo general comienza a disminuir a los veinte años, a un promedio de alrededor del 5 por ciento por década. Para entender esto, vamos a utilizar el ejemplo de una mujer promedio de cincuenta años de edad; la llamaré Sara. Desde fines de la década de sus veinte, el peso de Sara ha aumentado lentamente desde cerca de 120 libras a su peso actual de 150. Durante esos años ella adquirió 30 libras de grasa, mientras perdía de 15 a 30 libras de músculo. Eso puede sonar como si una cosa compensara la otra, excepto cuando se considera la correspondiente caída de la tasa metabólica.

A los veinte años Sara podía comer dos mil calorías al día y mantener su contextura de 120 libras. A la edad de cincuenta años si come dos mil calorías al día, es muy probable que aumente de peso debido a la pérdida de tejido muscular. ¿Por qué? Por cada libra de tejido muscular perdido, su tasa metabólica disminuye de treinta a cincuenta calorías por día. Así que, además de perder quince libras de músculo, Sara perdió la capacidad de quemar entre cuatrocientas cincuenta a setecientas cincuenta calorías más por día.

¿Puede ver por qué mantener o ganar masa muscular es tan importante? El músculo no solo luce mejor que la adiposidad; es esencial para mantener un cuerpo sano. La única manera de mantener intactos los músculos es utilizarlos y fortalecerlos, lo cual significa incrementar su nivel de actividad. Cuando usted permanece inactivo, se pone un corsé de yeso, por así decirlo, ya que su tasa metabólica desciende en picada, y poco a poco usted se transforma en un imán para la grasa.

CANTIDAD DE ACTIVIDAD RECOMENDADA

Una vez que he persuadido a los pacientes de que necesitan mayor actividad, su siguiente pregunta es: "¿Cuánto necesito?". Desafortunadamente no existe ningún número universal que sea aplicable. El Centro para el Control y Prevención de Enfermedades (CDC - Center for Disease Control and Prevention) recomienda por semana ciento cincuenta minutos de actividad de intensidad moderada, como una caminata rápida. Esto nos lleva a treinta minutos diarios, cinco días por semana. Hay numerosos factores que influyen en la realización de actividades para bajar de peso, empezando por el corazón.

Cada actividad requiere o puede realizarse en diferentes niveles de intensidad. Teniendo eso en cuenta, tiene sentido que cada persona que espera bajar de peso tenga una intensidad ideal con la cual deba trabajar. Esto se conoce como zona de frecuencia cardíaca ideal, que generalmente oscila entre el 65 y el 85 por ciento de su ritmo cardíaco máximo.

Para calcular el límite más bajo de esta zona, comience restando su edad de 220. Esta es su frecuencia cardíaca máxima. Por ejemplo, para alguien de cuarenta años de edad, la fórmula es:

$$220-40 = 180 \text{ latidos por minuto}$$

Multiplique este número por 65 por ciento para encontrar el nivel más bajo de su zona objetiva de frecuencia cardiaca:

$$180 \times 0.65 = 117 \text{ latidos por minuto}$$

Para calcular el límite superior de la zona, multiplique la frecuencia cardiaca máxima por 85 por ciento, o sea:

$$180 \times 0.85 = 153 \text{ latidos por minuto}$$

Así, si usted tiene cuarenta años, debe mantener su frecuencia cardiaca entre 117 y 153 latidos por minuto cuando se ejercita. Sin embargo, ese es un registro bastante amplio, que lleva a la siguiente pregunta: ¿a qué límite de la zona apunta usted para bajar de peso? Los expertos han debatido sobre esto desde que surgió el concepto de "zona objetivo" hace muchos años. Para encontrar la respuesta, veamos los tipos de actividad que empujan el corazón hacia estos dos extremos.

QUEMAR GRASA CON ACTIVIDAD AERÓBICA

La palabra *aeróbico* significa "en presencia de aire u oxígeno". La actividad aeróbica es simplemente el movimiento que fortalece los pulmones y el corazón. Se trata de movimientos constantes, continuos, que trabajan grandes grupos de músculos con movimientos repetitivos durante al menos veinte minutos. El punto clave para la pérdida de peso con actividad aeróbica es mantener un ritmo moderado, lo que provoca que su cuerpo queme grasa como combustible preferente.

Uno de los errores de ejercitación que veo más comúnmente en las personas con exceso de peso, es su tendencia a saltar sobre una cinta de correr, y correr tanto como puedan durante el mayor tiempo posible. Tienen la intención de quemar más grasas al hacer esto, pero a largo plazo no lo harán. Esprintar, correr o trotar a alta intensidad durante tanto tiempo que se quede sin aliento, en realidad, hace que usted queme menos grasa como combustible.

Para las personas inactivas que están empezando a hacer ejercicios, esa es también la manera más rápida de agotarse.

Recuerde, *aeróbico* significa con oxígeno; por lo tanto, la actividad que usted elija debe ser de intensidad moderada para que su cuerpo use oxígeno para quemar grasas como combustible. Cuando usted se ejercita hasta el punto de quedar seriamente falto de aliento, ya no lo está realizando aeróbicamente. En realidad, usted ha cambiado a una actividad anaeróbica, que significa actividad sin oxígeno. La actividad anaeróbica quema glucógeno—azúcar almacenado—como combustible principal, en lugar de grasa.

Cuando se le acaba el glucógeno y no ha comido durante cierto tiempo, usted puede comenzar a romper el tejido muscular y a quemar proteína muscular como combustible. (Tenga en cuenta que aun no he mencionado el quemar grasas.) Muchos corredores de maratón y triatletas queman una cantidad significativa de músculo como combustible, lo cual, a menudo, es la razón por la que siguen siendo tan delgados.

Si usted tiene sobrepeso y su objetivo es quemar principalmente grasa, necesita ejercitarse a una intensidad moderada del 65 al 75 por ciento de su ritmo cardíaco máximo. Este es el rango en que usted quema grasas en su zona objetivo de frecuencia cardíaca. Al acercarse al límite superior, usted se acerca a la actividad anaeróbica, la que no es tan buena para quemar grasas. Esta puede ser una idea completamente revolucionaria. Si es así, cambiar puede ser una lucha. La mayoría de la gente cree que el trofeo es para el que trabaja más duro, lo cual significa el tipo que corre más rápido y suda más. No es verdad. Si usted tiene sobrepeso u obesidad, ejercitarse a mayor intensidad durante períodos largos puede, no solo sabotear su capacidad de quemar grasas, sino además aumentar los niveles de cortisol, lo que puede hacer que se acumule más grasa en el vientre.

Al comenzar cualquier programa de actividad, ejercítese a alrededor del 65 por ciento de su ritmo cardíaco máximo. A medida que se vuelve más preparado aeróbicamente, aumente de modo gradual la intensidad al 70 por ciento de su ritmo cardíaco máximo. Después de unas cuantas semanas aumente al 75 por ciento, y así sucesivamente. Nunca debe ejercitarse al 85 por ciento del ritmo máximo, especialmente si está jadeando y resoplando. La mejor zona para quemar grasa está usualmente entre el 65 y el 75 por ciento de su ritmo cardíaco máximo. Asegúrese de que a medida que aumente la intensidad de su entrenamiento, usted pueda seguir conversando con otra persona. Esa es una muy buena señal de que está entrenando aeróbicamente y quemando grasas. Cuando se encuentre en buen estado aeróbico, usted puede empezar el entrenamiento intermitente.

¿Cuánto?

Esto nos trae de vuelta a la pregunta original: ¿cuánta actividad? Tanto los Centros para Control y Prevención de Enfermedades [Centers for Disease Control and Prevention (CDC)] como los

Institutos Nacionales de Salud [National Institutes of Health (NIH)] recomiendan seguir las *2008 Physical Activity Guidelines for Americans* (Pautas de actividad física para estadounidenses 2008), publicadas por el Departamento de Salud y Servicios Humanos de los EE. UU. Estas pautas indican que los adultos necesitan dos tipos de actividad física por semana: aeróbica y de fortalecimiento muscular. Para la actividad aeróbica se recomiendan dos horas y treinta minutos semanales de actividad aeróbica de intensidad moderada (caminar rápido, aeróbic acuático, andar en bicicleta en terreno llano, jugar dobles de tenis, empujar una cortadora de césped, etc.), o una hora y quince minutos semanales de ejercicio vigoroso o veinticinco minutos de ejercicio vigoroso tres días por semana (trotar, vueltas de natación, andar en bicicleta rápido o en pendientes/cuestas, jugar tenis individual, jugar al basquetbol, etc.). Para el ejercicio de fortalecimiento muscular, al que llamo ejercicio de resistencia, se recomiendan dos o más días a la semana, trabajando todos los principales grupos de músculos (piernas, caderas, espalda, abdomen, pecho, hombros y brazos).[11]

Recomiendo dividir la actividad aeróbica como sigue: si usted solo puede realizar actividades de intensidad moderada, intente caminar a paso rápido durante treinta minutos al día, cinco días por semana. Si puede hacer actividad más vigorosa, trote durante veinticinco minutos al día, tres días por semana. O puede descomponerlo aun más: trate de hacer una caminata de quince minutos, dos veces al día, cinco días por semana.

Es evidente que vale la pena estar activo. Cuanto más participa usted en actividad de intensidad moderada, más grasa quema como combustible. No estoy sugiriendo que usted tenga que correr veinte millas por semana. Sin embargo, puede empezar por elegir actividades agradables y divertidas que usted y su familia puedan realizar todos los días para obtener resultados similares. A menos que ya haya estado trabajando, le sugiero que establezca una meta inicial de veinte minutos por día, que pueden ser divididos en diez minutos dos veces por día. (¡Usted puede hacer esto simplemente paseando a su perro!) Una vez que se ha adaptado, aumente gradualmente hasta treinta minutos y, finalmente, cuarenta minutos o más.

Para reducir al mínimo el dolor, realice actividad cada dos días, tres días por semana, y ejercítese hasta cinco o seis días por semana. Y recuerde, una caminata rápida puede lograr casi tanto como trotar, siempre que se mantenga al 65 a 75 por ciento de su ritmo cardíaco máximo.

Ejercicios de resistencia

El entrenamiento de resistencia generalmente implica el levantamiento de pesas para fortalecer los músculos. Estas actividades de fortalecimiento incluyen entrenamiento con pesas de pesos libres o máquinas, calistenia, pilates, actividades de resistencia con banda elásticas, actividades específicas para músculos dorsales, y actividades de equilibrio con pelotas. Para eliminar el riesgo de lesiones, debe mantener una buena forma y postura al realizar estos ejercicios. Además, es importante aprender las técnicas correctas de levantamiento, el alcance correcto del movimiento, la respiración correcta y la velocidad correcta del movimiento en el que se están ejercitando los músculos. Es muy importante que no contenga el aliento cuando levanta porque hacerlo puede elevar su presión sanguínea. Tampoco levante pesos pesados porque el esfuerzo también puede elevar su presión. Simplemente haga diez repeticiones con pesos moderados por cada ejercicio, y asegúrese de respirar correctamente en cada repetición.

Usted debe realizar normalmente de diez a doce repeticiones por serie. Al iniciar el entrenamiento de resistencia, recomiendo realizar solo una serie por actividad. Esto reduce el dolor, que es común al inicio de cualquier tipo de programa de fortalecimiento. A medida que su preparación mejora con el tiempo, puede aumentar a dos o tres series por actividad para cada parte del cuerpo, para fortalecer y tonificar los músculos.

Recuerde, ¡vaya despacio! El entrenamiento de fuerza provoca desgarros microscópicos en las fibras musculares, lo que hace que finalmente se vuelvan más fuertes y más grandes. Esto a su vez aumenta su tasa metabólica. Nunca exagere ni ejercite los mismos músculos todos los días; los músculos no tendrán tiempo para repararse y reconstruirse.

> Los sabios son más poderosos que los fuertes, y los que tienen conocimiento se hacen cada vez más fuertes.
>
> —PROVERBIOS 24:5, NTV

Finalmente, tras unas pocas semanas de entrenamiento de fuerza, puede que usted sea capaz de aumentar sus ejercicios a tres o cuatro días por semana. Siguiendo las técnicas correctas de levantamiento evitará lesiones, fortalecerá el músculo y quemará grasas. Recomiendo que busque un entrenador personal diplomado para que le enseñe esta valiosa información de modo que pueda maximizar los resultados. Después de años de visitar gimnasios, estoy consternado por el gran porcentaje de personas que levantan pesas de manera incorrecta. Trato esto con mayor detalle en mi libro *Get Fit and Live!* (¡Póngase en forma y viva!).

Entrenamiento intermitente de alta intensidad

Si en el pasado usted ha tenido algún éxito en entrenamientos de alta intensidad, supongo que las últimas páginas de este capítulo pueden haberlo frustrado. Es difícil convencer a los fervientes levantadores de pesas y a los aficionados a la bicicleta fija de que los entrenamientos de intensidad moderada son la mejor manera de quemar grasas. A casi todos se les ha enseñado que cuanto más se trabaja y cuanto más se transpira, más grasa se pierde. Ya he discutido las razones de mi preferencia por la intensidad moderada, pero permítame explicarlas un poco más antes de continuar.

Los ejercicios anaeróbicos de alta intensidad obviamente tienen valor probado. No solo eso, sino que además, estudios de los últimos años han demostrado que estas rutinas que fortalecen el sistema cardiovascular pueden ser tan eficaces como los entrenamientos más prolongados de moderada intensidad.

No es de extrañar, entonces, que la opinión pública estadounidense, con su habitual mentalidad "cuanto más rápido mejor" haya adoptado esto como la forma preferida para perder grasa. Sin embargo, después de ayudar a miles de personas con sobrepeso y obesidad a perder peso exitosamente y a mantenerse en forma, creo que tengo suficientes credenciales para hablar sobre este asunto. Permítanme ofrecer una sugerencia para los que se han ejercitado religiosamente en el pasado, o quienes se aburren rápidamente con ejercicios de intensidad moderada. Trate de variar de vez en cuando con algún entrenamiento con intervalos de alta intensidad (HIIT, en inglés). Pero note la expresión *con intervalos*. Esto consiste simplemente en alternar entre breves arranques de ejercicios fuertes, y períodos cortos de ejercicios de baja intensidad o de descanso. En los últimos años diversos estudios han demostrado que esta es una forma efectiva de mejorar no solo la salud cardiovascular en general, sino también su capacidad de quemar grasa más rápido. Un estudio de la Universidad de Guelph en Ontario, Canadá, encontró que después de una sesión de entrenamiento intermitente con una hora de bicicleta moderada la cantidad de grasa quemada aumenta en un 36 por ciento.[12]

Yo personalmente hago HIIT tres veces por semana. Hago precalentamiento en la máquina elíptica durante cinco a diez minutos. Luego hago sesenta segundos de entrenamiento de alta intensidad con alta resistencia y tan rápido como pueda. Entonces disminuyo la resistencia y la velocidad a un valor más bajo para poder hablar mientras me ejercito durante sesenta segundos. Continúo con este patrón de veinte a treinta minutos.

Mi sugerencia es mantenerse a distancia del HIIT, independientemente de su entrenamiento anterior, hasta que haya hecho constantemente alguna actividad de intensidad moderada durante varios meses. Prefiero ver que es capaz de mantener su velocidad a largo plazo y no verlo agotado, no por comer las cosas incorrectas, sino simplemente porque quiso correr más rápido hacia la línea de llegada. Asegúrese de tener un examen físico con un ECG o una prueba de esfuerzo antes de iniciar el HIIT.

Un consejo de salud de LA CURA BÍBLICA
El método Tabata

Una popular nueva forma del HIIT es Tabata, un régimen de ejercicios creado por Izumi Tabata que utiliza veinte segundos de ejercicio de alta intensidad seguidos de diez segundos de descanso, repetidos durante ocho ciclos. Una rutina alternativa usa tres minutos de precalentamiento, seguidos de sesenta segundos de ejercicio de alta intensidad, seguidos de setenta y cinco segundos de descanso, que se repiten por ocho a doce ciclos.

Combine todo

Para perder peso, usted literalmente puede comenzar su programa de actividades con el pie derecho. A menos que esté restringido físicamente, caminar es la forma más fácil de mantenerse activo. Todo lo que necesita como equipamiento es ropa cómoda y un buen par de zapatos para caminar. Esta es una estupenda manera de disfrutar del aire libre. Siga mi recomendación anterior de encontrar un compañero de actividad, y podrá ponerse al día con la conversación mientras que él o ella lo ayuda a ser responsable con su ejercicio. Evite la rutina; para variar, vaya a un parque o visite un camino de senderismo.

Haga seguimiento

Los investigadores dicen que los dispositivos de autocontrol, como un podómetro, monitor de ritmo cardíaco, o incluso un simple diario de ejercicios, pueden contar para un aumento del 25 por ciento en el control exitoso de su peso.[13]

Creo en controlarse uno mismo. Una excelente manera de controlar los pasos que camina durante el día es usando un podómetro. Insto a todos mis pacientes a conseguir uno, y a controlar su contador de pasos durante el día. Normalmente, una persona camina de tres mil a cinco mil pasos por día. Para mantenerse en forma, establezca una meta de diez mil pasos, o aproximadamente cinco millas. Para bajar de peso, ponga como objetivo de doce mil a quince mil pasos por día. Otras maneras de alcanzar este objetivo: pasear a su perro, estacionar más lejos en el estacionamiento del trabajo o cuando hace compras, y subir por las escaleras en vez del ascensor siempre que sea posible.

Antes de participar en cualquier actividad, asegúrese de haber ingerido una comida dos o tres horas antes, o una merienda saludable entre treinta y sesenta minutos antes. Nunca es bueno hacer ejercicio cuando se tiene hambre; usted puede terminar quemando proteínas musculares, que constituyen un combustible muy costoso. Recuerde, la pérdida muscular disminuye su tasa metabólica.

Una vez que adquiera la rutina de caminar aproximadamente treinta minutos, cinco o seis días por semana, o si está andando doce mil pasos al día según su podómetro, puede comenzar el entrenamiento de resistencia. Antes de esa rutina, haga siempre un precalentamiento de cinco minutos caminando en una máquina de cinta o elíptica, o una bicicleta fija, a baja intensidad. Esto aumenta el flujo de sangre hacia los músculos y las articulaciones, los prepara para el entrenamiento, y reduce significativamente el riesgo de lesiones.

Una vez que haya hecho el precalentamiento, haga unos veinte o treinta minutos de ejercicio, usando pesas libres, máquinas, calistenia, pilates, o alguna otra actividad de fortalecimiento. Esto quema gran parte del glucógeno almacenado en los músculos y el hígado. Después de esto, usted estará listo para una sesión de ejercicios aeróbicos de media hora, como caminar a paso ligero en una cinta, andar en bicicleta, o usar una máquina elíptica u otro cardioequipo. Esta sesión aeróbica le permite principalmente quemar grasa. Cuando haya terminado tanto con la parte de fortalecimiento como con la parte aeróbica de su sesión de ejercicios, enfríe realizando una actividad aeróbica de baja intensidad durante otros cinco minutos, igual que cuando hizo precalentamiento. También puede querer hacer algo de estiramiento después del enfriamiento.

Yo recomiendo un programa de resistencia de dos a cuatro días por semana, trabajando día por medio durante veinte o treinta minutos, y un programa de ejercicios aeróbicos cinco a seis días por semana durante treinta minutos. Siempre haga precalentamiento antes de cualquier actividad y enfriamiento al final. Y mantenga la diversión, cambiando periódicamente la rutina. Variando sus actividades cada mes o algo así, puede impactar sus músculos para un nuevo crecimiento, lo cual significa quemar más grasa. Ese es un paso que todos deberían querer dar. Un modo simple de maximizar la quema de grasa es hacer una caminata de treinta minutos por la mañana antes de tomar el desayuno. Simplemente beba de 12 a 16 onzas de agua y salga a dar una caminata a paso rápido. Puede ver que durante la noche probablemente usted ha agotado la mayor parte del glicógeno (azúcar almacenado) acumulado en su hígado y músculos. Al caminar en la mañana antes del desayuno, usted quemará la mayor parte de la grasa y la presión sanguínea usualmente decrecerá en forma gradual.

Consulte a su médico

Si usted tiene múltiples factores de riesgo cardiovascular tales como hipertensión, antecedentes de tabaquismo, colesterol alto o antecedentes familiares de enfermedades cardíacas, le recomiendo encarecidamente que se realice un examen físico y se someta a una prueba de esfuerzo antes de comenzar un programa de ejercicios.

Cada año en los EE. UU. cerca de setenta y cinco mil estadounidenses tienen un ataque al corazón durante o después de ejercicios vigorosos. Por lo general son personas con un estilo de vida sedentario o que tienen factores de riesgo de ataque cardíaco. Incluso después de que su médico lo autorice a hacer ejercicio, evite el ejercicio intenso hasta que los factores de riesgo cardiovascular se hayan modificado y su condición física cardiovascular haya mejorado.

Las personas que viven en los estados del norte generalmente experimentan más incidentes de infarto mientras palean nieve después de la caída de fuertes nevadas. Pero si usted es joven, con hipertensión leve, y realiza ejercicio moderado, el riesgo de ataque al corazón es extremadamente bajo. De hecho, los investigadores han encontrado que menos de diez individuos de cien mil tendrán un ataque al corazón durante la ejercitación. Los que sí sufren infartos son generalmente sedentarios con otros factores de riesgo de enfermedades cardíacas, y que se ejercitan con demasiada intensidad para sus niveles de estado físico.

Si durante el ejercicio experimenta opresión en el pecho, dolor de pecho o dolor en el brazo izquierdo o en la mandíbula, latidos rápidos, sensación de mareo o dificultad severa para respirar, busque atención médica de inmediato. Además le aconsejo encarecidamente que no haga ejercicios cerca del tráfico pesado ya que el monóxido de carbono y la polución ambiental son tóxicos y pueden dañar el corazón y los vasos sanguíneos.

CONCLUSIÓN

Convertirse en una persona más activa no solo va a bajar su presión arterial y proteger su corazón, sino que a medida que usted desarrolle un estilo de vida más saludable y más activo, también descubrirá muchos otros beneficios de gran alcance. Comenzará a sentirse mejor física, mental y emocionalmente. También comenzará a verse mejor cuando empiece a bajar de peso y a tonificar sus músculos.

Mientras comienza, recuerde que Dios está con usted para ayudarlo. Susurre una oración a Él pidiendo ayuda cuando la necesite. Él lo ayudará a mantenerse motivado y a permanecer así. Usted comenzará a experimentar el gozo y el entusiasmo de su destino como alguien que es sumamente favorecido por Dios ¡como la niña de sus ojos!

Una oración de **LA CURA BÍBLICA** para usted

Querido Señor, gracias por tu maravilloso favor en mi vida. Gracias porque mi vida es más valiosa para ti que lo que es para mí, y que me has hecho la niña de tus ojos. Gracias por planear para mí un destino que incluye una buena salud y una vida larga, productiva y bendecida. Ayúdame a comenzar un nuevo estilo de vida de ejercicio y actividad física regulares. Ayúdame a ser fiel y disciplinado. En el nombre de Jesús, amén.

R_X Una receta de **LA CURA BÍBLICA**

Anote en su diario los cambios de estilo de vida que planea realizar:

❑ Hacer ejercicio con regularidad.

❑ Planeo comenzar un programa de _____.

❑ Comenzar un programa de ejercicios aeróbicos.

❑ Comprar equipos de gimnasia para mi casa.

❑ Comenzar baile de salón o _____.

❑ Comenzar a estacionar el coche en la parte posterior del estacionamiento o _____.

Escriba en su diario su propia oración pidiendo a Dios que le ayude a hacer esos cambios de estilo de vida.

_____

Luego, escriba una oración de compromiso pidiendo a Dios su ayuda para permanecer fiel a un programa de ejercicios.

_____

Capítulo 4

FORTALEZCA SU CORAZÓN Y VASOS SANGUÍNEOS CON SUPLEMENTOS

C OMO PARTE DEL gran amor y favor de Dios para con su vida, Él le ha dado al mundo todo lo que usted necesita para estar saludable. La Biblia dice: "Haces crecer el pasto para los animales y las plantas para el uso de la gente. Les permites producir alimento con el fruto de la tierra" (Salmos 104:14).

Dios provee todo lo necesario para que su cuerpo se mantenga saludable y en forma. Pero con demasiada frecuencia nuestros desordenados hábitos alimenticios, la mala elección de comidas y los alimentos escasos en nutrientes roban a nuestros cuerpos los beneficios que Dios planeó. Aun así, Dios sigue haciendo provisión para nosotros, ya que Él ha prometido proveer para todas nuestras necesidades. La Biblia dice: "Por lo tanto, mi Dios les dará a ustedes todo lo que les falte" (Filipenses 4:19, DHH). Dios es muy consciente de los tiempos y las circunstancias en las que vivimos, y por su gran amor hacia nosotros ha provisto para nuestro cuidado.

Usted puede pensar: "¿Pero qué tiene que ver esto con los suplementos? ¿No son hechos por el hombre?". Sí, lo son, pero el conocimiento y el entendimiento, así como los materiales, son dados por Dios. La Palabra de Dios dice: "La tierra es del Señor y todo lo que hay en ella; el mundo y todos sus habitantes le pertenecen" (Salmos 24:1, NTV).

Aunque muchos de los alimentos que comemos no satisfacen todos los requerimientos vitamínicos y minerales de nuestros cuerpos, Dios ha bendecido a nuestro mundo con el conocimiento para suplir esa carencia. Y en lo relativo a la presión alta, los suplementos pueden marcar una gran diferencia.

Demos una mirada a algunos suplementos que son una parte esencial de su cura bíblica para la presión alta.

LIBRE LA GUERRA MOLECULAR

Tomar suplementos puede fortalecer en gran medida la capacidad de su cuerpo para combatir los devastadores efectos de los radicales libres. Quizás usted no se dé cuenta, pero en este momento sus células están peleando una guerra atómica molecular. En este mismo instante los radicales libres están bombardeando su cuerpo, haciendo estragos moleculares. Permítame explicarle.

Los radicales libres son moléculas inestables que dañan células sanas como si fueran una metralla molecular, creando una reacción en cadena de destrucción celular. Los radicales libres causan oxidación. Cuando metales tales como el hierro se oxidan, se produce óxido. Cuando usted corta una manzana por la mitad, en pocos minutos comienza a ponerse marrón debido a la oxidación. Nuestro cuerpo genera radicales libres simplemente al respirar. El metabolismo normal crea radicales libres mencionados como especies reactivas del oxígeno. Ciertos tipos de alimentos crean excesivos radicales libres, incluyendo grasas hidrogenadas, parcialmente hidrogenadas y trans; alimentos fritos en abundante aceite y a la sartén; excesivas grasas poliinsaturadas, que usualmente están presentes en los aderezos de ensaladas; excesiva azúcar y alimentos procesados; y excesiva ingesta de carnes rojas y carnes procesadas. El fumar, la exposición a la polución y la inflamación incrementan los radicales libres. El daño causado por los radicales libres también contribuye a la hipertensión y la aterosclerosis.

Cuando la presión alta queda sin tratar durante un tiempo muy prolongado, sus arterias pierden elasticidad y comienzan a formar placa. La hipertensión daña el revestimiento de las paredes arteriales y hace que se acumule mucha más placa. Más y más placa se acumula hasta que las arterias terminan por bloquearse o la placa se rompe formando un coágulo de sangre que causa un ataque al corazón.

Por eso los antioxidantes son tan importantes. Como misiles Patriot, ellos calman muchas de estas reacciones de los radicales libres y protegen el revestimiento de los vasos sanguíneos para que no sigan acumulando placa. Echemos una mirada a algunos de estos poderosos defensores.

SUPLEMENTOS PARA BAJAR LA PRESIÓN SANGUÍNEA

Coenzima Q10

La coenzima Q10 (CoQ10) tiene varios beneficios para el sistema cardiovascular que ayudan a bajar la presión y normalizar las contracciones y el ritmo del corazón. También ayuda a mejorar la producción de energía a nivel celular mejorando la función mito-condrial. Las mitocondrias son como pequeñas fábricas de energía que hay dentro de cada célula. Las células de los músculos del corazón tienen el mayor número de mitocondrias porque nunca deben dejar de trabajar y las células grasas tienen el menor número de mitocondrias. Los individuos con hipertensión, o alta presión sanguínea, suelen tener deficiencia de coenzima Q10.

La coenzima Q10 se encuentra en alimentos tales como el pescado, especialmente sardinas y caballa. (Vea el Apéndice B con relación a los niveles de mercurio de esos peces). También se encuentra en los cacahuetes, el aceite de soja, los granos integrales germinados y vísceras como el corazón, el hígado y el riñón, así como en la carne de res (pero sea prudente cuando consuma esas carnes).

Hay investigaciones que muestran que la coenzima Q10 reduce la presión. En un estudio, los sujetos experimentaron significativo mejoramiento de la presión sistólica y diastólica y una mejoría general del funcionamiento cardíaco. Algunos pudieron dejar de tomar su medicación para la hipertensión cuatro meses después de comenzar a recibir suplementos con coenzima Q10.

A medida que envejecemos, nuestros niveles de CoQ10 declinan, de modo que siempre se debe controlar a las personas ancianas para determinar potenciales deficiencias de CoQ10. Habitualmente chequeo los niveles de CoQ10 en la sangre de los pacientes ancianos con enfermedad cardíaca. Ciertos medicamentos usados para las dolencias cardiovasculares realmente agotan la CoQ10 del cuerpo: diuréticos a base de tiazidas, bloqueadores beta, clonidine, metil-dopa y especialmente agentes para bajar el colesterol tales como medicaciones con estatinas y fenofibratos.[1]

Recomiendo la forma activa de Co Q10 (ubiquinol) 100 mili-gramos dos veces por día. (Vea Apéndice C).

L-arginina

La L-arginina es un aminoácido que mejora el flujo sanguíneo y la actividad de las células endoteliales. Las células endoteliales o el endotelio es la capa de células que reviste la superficie interior de los vasos sanguíneos y es muy delgada, solo del espesor de una célula, y muy frágil. Cuando el endotelio está bien nutrido, sus células producen cantidades óptimas de ácido nítrico. El óxido nítrico, u ON, ayuda a mantener la elasticidad de todos los vasos sanguí-neos y especialmente las arterias. El ON es también una molécula señaladora que indica a las arterias que se dilaten, lo cual ayuda a bajar nuestra presión. La L-arginina es convertida en ON en el cuerpo; sin embargo, no podemos consumir cantidades adecuadas de L-arginina solamente de los alimentos. La arginina está presente en las carnes rojas, el pollo, los porotos de soja, los frijoles y los lácteos.

La dosis típica de L-arginina para bajar la presión es de 2-3 gramos o más dos veces por día, por la mañana y al irse a la cama. (Vea el Apéndice C).

L-citrulina

Este otro aminoácido es muy similar a la L-arginina y también está presente en las carnes rojas, el pollo y el pescado, pero además está presente en los melones, especialmente en la sandía y en sus semillas. La L-citrulina es convertida en el cuerpo en L-arginina, lo cual incrementa la producción de ON. Cuando la L-arginina se combina con la L-citrulina, la producción de ON realmente se incrementa. Hay una vía de reciclamiento de L-citruina/L-arginina que estimula la producción de ON más allá que cuando tomamos L-arginina o L-citrulina sola. Esta es la razón por la que recomiendo que ambos aminoácidos se tomen juntos. La dosis típica de L-cirulina para bajar la presión es de 200 a 1 000 miligramos diarios, pero recuerde que trabaja mucho mejor si la combina con L-arginina. La semilla de sandía es muy rica en L-citrulina. (Vea el Apéndice C).

Extracto de hoja de olivo

Tradicionalmente el extracto de hoja de olivo ha sido usado como tratamiento antibiótico, fungicida y antiviral. Los suplementos de hoja de olivo han sido recomendados para todo desde congestión nasal hasta problemas intestinales. El ingrediente activo de la hoja de olivo es la oleuropeína.[2]

Se ha demostrado que la oleuropeína modula la causa central de la alta presión la resistencia arterial o rigidez. Un estudio mostró que la gente con hipertensión puede experimentar reducción de la presión sistólica a un promedio de 11.5 puntos mm Hg, y de la presión diastólica de 4.8 puntos—en solo ocho semanas—tomando extracto de hoja de olivo, en una dosis de 500 miligramos dos veces por día.[3]

Extractos florales

Hibisco: la gente con alta presión arterial (hipertensión) puede bajarla bebiendo diariamente un té hecho de un extracto estandarizado de flores de hibisco, de acuerdo con un estudio publicado en *Phytomedicine* (Fitomedicina).

Las flores de hibisco tienen un sabor frutal que hacen popular al hibisco como té frío o caliente. Hay estudios que demuestran que tienen propiedades dietéticas y también han encontrado efectos relajantes que dilatan los vasos sanguíneos. Varias pruebas usando extractos de hibisco sugieren que el hibisco puede bajar la presión en personas con hipertensión.

El corriente estudio evaluó setenta personas con hipertensión de leve a moderada. Los participantes fueron asignados aleatoriamente a beber medio litro (aproximadamente 16 onzas) de té de hibisco antes del desayuno cada día o a tomar 25 miligramos de una medicación hipertensiva (captopril) dos veces al día durante cuatro semanas. Después de cuatro semanas la efectividad de los dos tratamientos fue estadísticamente similar: la presión diastólica (el bajo número de una lectura de la presión sanguínea) fue reducida por al menos diez puntos en el 79 por ciento de las personas que recibieron hibisco y 84 por ciento de quienes recibieron captopril.

Los resultados de este estudio demostraron que un té hecho de un extracto estandarizado de flores de hibisco puede reducir la presión sanguínea en personas con hipertensión de leve a moderada. Las flores de hibisco podrían tener varios componentes y propiedades que contribuyen a sus efectos de disminución de la presión sanguínea. Los antioxidantes del hibisco podrían sumarse a sus beneficios cardiovasculares protegiendo los vasos sanguíneos y el músculo cardíaco del daño oxidativo. Por otra parte, su seguridad y bajo potencial para causar efectos colaterales negativos hacen del hibisco una atractiva alternativa a la medicación hipertensiva.[4]

Crisantemo: el crisantemo es una hierba medicinal bien conocida en China. Investigaciones clínicas realizadas sobre la hierba y sus propiedades muestran que el crisantemo es un remedio de verdadera ayuda para el tratamiento de pacientes con problemas de alta presión arterial. Los chinos han utilizado por miles de años remedios herbales hechos a partir del crisantemo. La planta del crisantemo es indígena de China y otros países del Lejano Oriente: crece silvestre en el extremo este de Asia.

El crisantemo fue ampliamente investigado en numerosas pruebas de orientación clínica realizadas por japoneses—y chinos— en la década de 1970. Esas pruebas demostraron que el crisantemo es bastante efectivo en la reducción de la alta presión sanguínea.

El crisantemo contiene alcaloides, lactonas sesquiterpénicas, flavonoides, adenina, colina, stachydrine, crisantemin y vitamina B1.

La infusión herbal hecha a partir del crisantemo puede ser bebida tres veces por día a razón de 200 mililitros u 8 onzas por dosis. La dosis de esta infusión recomendada por la medicina en China es de alrededor de 4.5-15 gramos o ¼ - ¾ de onza por dosis por persona por día.[5]

Jugo de remolacha

Beber simplemente 1 taza (u 8 onzas) de jugo de remolacha puede ayudarlo a bajar la presión alta. El mágico ingrediente responsable por el impacto sobre la presión sanguínea es el nitrato. Las remolachas contienen naturalmente altos niveles de él. El nitrato incrementa los niveles de óxido nítrico en el torrente sanguíneo y se dice que relaja y ensancha los vasos sanguíneos y de esa manera mejora la presión sanguínea.[6] (Vea el Apéndice A).

Otros suplementos que pueden ayudar a bajar la presión incluyen el extracto del pez bonito (los péptidos de este suplemento trabajan similarmente a las drogas inhibidoras ACE pero sin efectos colaterales[7]) y el péptido C-12, que es una proteína láctea hidrolizada o dividida. "Hay estudios que muestran que el péptido C-12 es un inhibidor ACE natural que tiene especiales efectos en bajar la presión arterial... Pero no beba leche. En cambio tome suplementos de 200-400 mg/día del péptido C-12".[8]

MINERALES FUNDAMENTALES

Durante más de veinte años se les ha advertido a los estadounidenses hipertensos que limiten el sodio en sus dietas. Numerosos estudios han confirmado que una dieta baja en sodio disminuye la presión sanguínea si usted es "sensible al sodio".[9]

El sodio controla la cantidad de líquido que sale de las células y regula el equilibrio del agua en el cuerpo y el volumen de la sangre. Sus riñones en realidad regulan la cantidad de sodio en su cuerpo. Cuando su nivel de sodio es bajo, sus riñones comienzan a conservar sodio. Cuando los niveles se vuelven altos, sus riñones excretan el exceso de sodio en la orina.

La sal es la fuente más común de sodio. Está hecha de aproximadamente 60% de cloruro y 40% de sodio. Su cuerpo requiere alrededor de 500 miligramos de sodio por día, que es aproximadamente un cuarto de una cucharada de té de sal. Pero los estadounidenses consumen entre 3 000 y 4 000 miligramos por día y un promedio de 3 400 miligramos por día.

El exceso de sodio hace que el cuerpo retenga agua, así que su volumen sanguíneo se eleva de modo similar a mi anterior analogía de abrir el grifo para incrementar el volumen de agua. Luego el incremento del volumen de sangre fuerza al corazón a trabajar arduamente, llevando a incrementar la resistencia en las arterias, que a su vez lleva al aumento de la presión sanguínea. Limitar la ingestas de socio a 2 300 miligramos o menos por día o a unos 1 500 miligramos por día hará descender nuestra presión sanguínea 11.4/5.7 mm Hg: esto es verdaderamente significativo y bajará la presión sanguínea tanto más que la medicación para la presión, pero sin efectos secundarios.

Un hecho de salud de LA CURA BÍBLICA
La melatonina baja la presión

Según un estudio publicado por *Hypertension*, la ingesta oral repetida de 2½ miligramos de melatonina una hora antes de dormir parece bajar la presión sistólica y diastólica de 4 a 6 mm Hg. La melatonina juega un papel en la regulación de su reloj interno, que parece estar trastornado en las personas con alta presión arterial.[10]

EL PODER DEL POTASIO

El potasio es otro mineral que ayuda a bajar la presión arterial. También ayuda a mantener el sodio de su cuerpo en niveles aceptablemente bajos. Por ello consumir alimentos con altos niveles de potasio como frutas y vegetales frescos puede ayudar a protegerlo de la presión alta.

Busque estos alimentos con alto nivel de potasio cuando vaya a su tienda de frutas y verduras:

- Frijoles (especialmente habas y porotos de soja)
- Tomates
- Pasas
- Aguacates (paltas)

- Bananas
- Duraznos
- Melones

Además, una variedad de alga marina llamada *dulse* tiene un nivel extremadamente alto de potasio. ¡Se encuentran más de 4 000 miligramos de potasio en un sexto de taza! Usted puede encontrar *dulse* en la tienda de alimentos saludables de su preferencia.

EL MAGNÍFICO MAGNESIO

El magnesio es vital para una presión sanguínea saludable y un sistema cardiovascular fuerte. Este poderoso mineral está unido a más de 325 diferentes reacciones de enzimas en el cuerpo. Si a su cuerpo le falta magnesio, usted puede tener predisposición a desarrollar hipertensión, arritmias y otras afecciones cardiovasculares. El magnífico magnesio realmente dilata las arterias, y por consiguiente baja la presión sanguínea.

¿Le falta magnesio?

Tristemente muchos estadounidenses tienen falta de magnesio. De hecho, es una de las deficiencias más comunes en este país, especialmente entre las personas ancianas.

¿Por qué? Bebemos demasiado café y alcohol, comemos demasiadas comidas procesadas, todo lo cual le roba a nuestros cuerpos este importante mineral. Por esta razón recomiendo enérgicamente tomar un suplemento de magnesio.

Tome 400 miligramos de magnesio en una forma quelada, como el glicinato de magnesio, el citrato de magnesio o el aspartato de magnesio, una o dos veces por día.

Algunas fuentes comunes del magnesio incluyen nueces y semillas, vegetales de hoja verde, legumbres y granos integrales.

Permítame advertirle, sin embargo, que demasiado magnesio puede causar diarrea.

EL INCREÍBLE CALCIO

¿Sabía usted que el mineral más abundante en su cuerpo es el calcio? El calcio tiene una importancia fundamental para mantener el equilibrio entre el sodio y el potasio y para regular su presión sanguínea.

Usted puede aumentar la cantidad de calcio de su dieta comiendo los siguientes alimentos ricos en calcio:

- Almendras
- Leche descremada
- Quesos descremados
- Yogur bajo en grasas
- Semillas de girasol
- Soja
- Perejil
- Queso cottage bajo en grasas

O pruebe a tomar un suplemento diario de calcio y magnesio que contenga 400 miligramos de calcio y 200 miligramos de magnesio dos veces por día. Nuevos estudios han encontrado que consumir más de 1 000 miligramos de calcio por día en alimentos y suplementos puede incrementar el riesgo de ataque cardíaco y derrame cerebral. Así que no se exceda con los suplementos de calcio, y no consuma excesivos productos lácteos.

> Y ahora, en mi vejez, no me hagas a un lado; no me abandones cuando me faltan las fuerzas.
> —SALMOS 71:9

Las maravillas del agua

Créalo o no, uno de los mejores nutrientes que usted puede tomar para controlar su presión sanguínea es el agua.

Cuando a su cuerpo le falta agua, el volumen de agua de cada célula se reduce, lo cual afecta la eficiencia del transporte de los nutrientes y desechos. Al final nuestras células no reciben suficientes nutrientes y terminan juntando demasiados desechos.

Además, cuando usted no consume suficiente agua, sus riñones reabsorben más sodio. Después que usted toma líquido, este sodio a su vez atrae y retiene aún más agua, provocando un incremento del volumen sanguíneo, lo cual a su turno puede incrementar su presión sanguínea. Es similar a abrir el grifo para aumentar el flujo de agua.

Si usted no toma suficiente agua por demasiado tiempo, su cuerpo comenzará a hacer ajustes para mantener el adecuado flujo de sangre hacia su cerebro, corazón, riñones, hígado y pulmones. La sangre se desviará de los tejidos menos esenciales y será enviada a los órganos vitales. En realidad su cuerpo desviará agua constriñendo pequeñas arterias que conducen a tejidos menos esenciales. En otras palabras, su cuerpo comenzará a racionar el agua para asegurarse de que suficiente sangre vaya primero a los órganos vitales.

> Dios sigue siendo la fuerza de mi corazón; él es mío para siempre.
> —Salmos 73:26

Piénselo de este modo: cuando usted constriñe una manguera con agua flexionándola o apretando su pulgar sobre la abertura, ¿qué sucede? Tras esa constricción la presión se incrementa drásticamente, ¿no es cierto? Sus arterias se comportan de una manera similar. Por consiguiente, un incremento en el consumo de agua le ayudará a abrir sus arterias pequeñas para evitar esta elevación de la presión sanguínea.

Frecuentemente se medica a personas con hipertensión leve cuando en realidad todo lo que realmente necesitan es tomar agua. Cuando la presión alta se detecta con suficiente tiempo, el solo tomar 2 o 3 litros de agua alcalina por día generalmente hace que su presión vuelva a la normalidad.

Lo que es aún peor es que cuando se medica a una persona que solo necesita tomar más agua se le recetan diuréticos, y esto ocurre frecuentemente. Así pierde todavía más agua a la vez que valiosos electrolitos incluyendo potasio y magnesio.

Ocho vasos de agua por día le ayudan a mantener alejada la presión alta

Si usted tiene presión alta, tome por lo menos de ocho a doce vasos de agua alcalina por día. El mejor momento para tomar agua es treinta minutos antes de las comidas y dos horas después. Sin embargo, si usted tiene una enfermedad de los riñones o un problema cardíaco, necesitará limitar su ingesta de agua, y debería estar bajo el cuidado de un médico.

MEDICACIÓN PARA LA HIPERTENSIÓN

La mejor manera de controlar su presión es mediante cambios en su dieta y estilo de vida, disminuyendo su ingesta de sal, aumentando la cantidad de agua que bebe, tomando suplementos nutricionales para bajar la presión, reduciendo el estrés y reduciendo su peso, especialmente la grasa abdominal. Pero si después de hacer todo eso encuentra que su presión sigue siendo elevada, usted podría necesitar la ayuda de medicación. Tenga en cuenta, sin embargo, que toda medicación para la hipertensión puede tener efectos secundarios. Alrededor de 68 millones de estadounidenses tienen hipertensión, pero solo un 47 por ciento de ellos están controlados con medicación. Es muy importante que lo hable con su doctor y encuentre una medicina que sea la correcta para usted.

Además, si usted tiene presión alta, le recomiendo enfáticamente que visite a un nutricionista—ya sea un médico nutricionista, un médico osteópata, o un naturópata—que pueda usar terapias para reducir su estrés, controlar su peso y su nutrición, el ejercicio aeróbico y adecuar su consumo de agua como primeras medidas para controlar su hipertensión.

CONCLUSIÓN

Los suplementos, nutrientes, agua, reducción del estrés, cambios en la dieta y estilo de vida y la reducción de peso pueden fortalecer poderosamente su cuerpo para combatir los estragos de la presión alta. Pero su mayor recurso es el propio Dios. La Biblia dice que quienes lo buscan para recibir fortaleza no serán decepcionados. "¡Bienaventurado el hombre que tiene en ti sus fuerzas, en cuyo corazón están tus caminos!…Irán de poder en poder" (Salmos 84:5,7).

¿Le gustaría sentirse cada vez más fuerte y atravesar cada obstáculo que se le presente con toda la fuerza y el poder de Dios? De ser así, busque siempre a Dios para obtener fortaleza, sabiduría, poder y entendimiento. Como Creador de su cuerpo realmente único, Él lo guiará hacia los suplementos, nutrientes y todo lo que su organismo necesite para bajar su presión sanguínea y vivir más de los setenta años que todos tenemos prometidos.

Una oración de LA CURA BÍBLICA para usted

Querido Dios, te doy gracias porque me has creado para ser el objeto de tu gran amor y cariño. Sé mi fortaleza cada día de mi vida, y permíteme vivir con más y más fuerzas. Gracias por ser un escudo y un protector para mi vida y mi salud. Gracias porque me das fuerza y ayudas a mi cuerpo. Oro por el poder de la disciplina para ser fiel a toda la sabiduría que me enseñas a través de este libro. Amén.

Una receta de LA CURA BÍBLICA

Describa los cambios que planea llevar a cabo después de leer este capítulo.

_____

_____

_____

La Biblia dice que Dios es su escudo y su protector. ¿Cómo puede aplicar esto personalmente, a su propia situación de presión alta?

_____

_____

_____

¿Cree usted que Dios es un sanador? ¿Por qué?

_____

_____

_____

Capítulo 5

SU CORAZÓN Y EL ESTRÉS

M UCHOS AÑOS ATRÁS, mi pastor me pedía a veces que le
hablara a la iglesia sobre temas relacionados con la salud.
Al llegar a la plataforma ya estaba empapado en sudor,
y me sentía con ganas de correr hacia la puerta más cercana y
desaparecer en la noche con tal de no enfrentar a aquellos cientos
de personas de la audiencia. Me aterrorizaba hablar en público.
Recuerdo que una vez mi pastor me puso la mano en el hombro
y me dijo: "Estás transpirando terriblemente. ¿Tanto calor hace
aquí?". No tuve agallas para decirle que estaba muerto de miedo
por tener que exponerme de esa manera por él. Esos momentos de
estrés y muchas otras lecciones duramente aprendidas en mi vida
me han enseñado mucho sobre este tema.

Algunas personas viven estresadas. El solo hecho de manejar en
medio de intenso tránsito los estresa; también saludar a un vecino
o llamar para preguntar por una cuenta que deben pagar. La reacción de estrés, tan útil en momentos de verdadera emergencia, se
convierte en un interruptor autodestructivo que finalmente nos
puede llevar al agotamiento y la enfermedad, tal como la presión
alta.

ESTRÉS BUENO Y ESTRÉS MALO

Hay dos tipos de estrés: *eustrés* y *distrés*.[1] Eustrés es el estrés bueno,
como al enamorarse, que motiva e inspira. Distrés es un estrés malo
y puede ser efímero o crónico. El Dr. Hans Selye observó que si
una situación es percibida como muy buena o muy mala, la mente
y el cuerpo se exigen para adaptarse a cada situación.

El estrés es también la reacción natural de nuestro cuerpo ante una amenaza, o lo que se percibe como tal. Eso provoca una súbita liberación de adrenalina y otras hormonas que hacen que su presión sanguínea se eleve, su corazón bombeé rápidamente y sus pulmones tomen más aire, junto con otros sucesos psicológicos. Estas hormonas del estrés le dan fuerza y agudeza mental extra por algunos momentos, y lo capacitan para pelear o huir.

Pero cuando la respuesta al estrés ocurre con demasiada frecuencia y continúa por un tiempo prolongado, esas hormonas del estrés que debían salvar su vida comienzan a actuar contra usted. Pueden hacerlo sentirse deprimido, ansioso, enojado, con bajo deseo sexual, y predispuesto a la obesidad, la diabetes tipo 2, el colesterol alto, la hipertensión y todo tipo de enfermedades. Realmente, las mismas hormonas que salvan su vida en una emergencia pueden destruir su salud si la respuesta al estrés no se desconecta. Mucha gente está gatillando continuamente su estrés por problemas insignificantes, minucias, o por sentirse frustrados, irritados, enojados, ansiosos, temerosos, resentidos o amargados. Ellos queman (figurativamente hablando) diez dólares de combustible para cohetes hormonal por un problema de dos centavos. También elevan su presión por la estimulación crónica de la respuesta al estrés. Estamos diseñados para que esta respuesta al estrés acontezca durante verdaderas emergencias no por problemas menores o emociones tóxicas.

CONSECUENCIAS DEL ESTRÉS

En junio de 2005, el *Wall Street Journal* dedicó toda una sección del diario a cómo vivir más tiempo. El artículo de tapa de esa sección decía: "Cada vez más, los investigadores están viendo al estrés—cuánto estrés enfrentamos en la vida, y cuán bien lo podemos enfrentar—como uno de los factores más importantes para predecir cuán bien envejecemos".[2] El artículo concluía que el estrés "mata" gente tanto o más que los malos hábitos sanitarios como fumar, consumir alcohol o ser sedentario.

El estrés no es solo un problema mental; es la causa de muchas de las enfermedades y padecimientos que trato en mi consultorio. Muchos estudios recientes han demostrado esto. El reconocido Nun Study (Estudio de la monja) ha demostrado que los elevados niveles de estrés inhiben y deterioran el hipocampo, la parte del cerebro asociada con la memoria y el aprendizaje. Un hipocampo más pequeño es una señal de la enfermedad de Alzheimer.[3]

Un estudio a largo plazo de la Universidad de Londres demostró que el estrés mental crónico incontrolado fue seis veces más predictivo del cáncer y la enfermedad cardíaca que el tabaquismo, los altos niveles de colesterol y la presión alta.[4] En un estudio de una Clínica Mayo sobre personas con enfermedades coronarias, el estrés psicológico fue lo que mejor predijo futuros episodios cardíacos.[5] En un estudio de diez años las personas que no podían manejar el estrés eficazmente tuvieron una tasa de mortalidad 40% más alta que los que no estaban "estresados".[6]

Estrés, derrames cerebrales y enfermedad

El excesivo estrés a largo plazo puede enfermarlo y convertirlo en obeso. En respuesta al estrés prolongado, la hormona cortisol se eleva, lo que puede causar que suba la presión sanguínea, que se liberen grasas y azúcar en el torrente sanguíneo, y puede ocasionar aumento de peso, y elevación de los triglicéridos, del colesterol y del azúcar en la sangre. El cortisol puede salvar su vida si usted es un prisionero de guerra o experimenta hambruna, porque reduce la velocidad del ritmo de su metabolismo y ayuda a preservar su reserva de grasas. Pero la mayoría de nosotros no somos prisioneros de guerra ni pasamos hambrunas, de manera que los altos niveles de cortisol generalmente conducen a que subamos de peso, especialmente en el abdomen.

Las personas estresadas también tienden a desarrollar marcas marrones bajo sus ojos y arrugas en la frente, alrededor de los ojos y de la boca. A algunos incluso les sobresalen los ojos, se les aprieta la mandíbula y se les ensanchan los orificios nasales. Los cirujanos plásticos están ganando mucho dinero con la epidemia de estrés, haciendo estiramiento facial y ofreciendo inyecciones de botox, junto con otras cosas.

> No se preocupen por nada; en cambio, oren por todo. Díganle a Dios lo que necesitan y denle gracias por todo lo que Él ha hecho.
>
> —FILIPENSES 4:6, NTV

El cortisol afecta el "circuito de control" que regula las hormonas sexuales. El cortisol elevado está asociado con una caída de la hormona esteroide DHEA y de la testosterona, que puede llevar a una disminución del deseo sexual y a una disfunción eréctil. En las mujeres el cortisol elevado está asociado con bajos niveles de progesterona y testosterona. Durante períodos de estrés crónico, la progesterona es efectivamente convertida en cortisol en el cuerpo, lo cual puede generar una deficiencia de progesterona. Esto, a su vez, puede acarrear problemas menstruales y síndrome premenstrual, así como síntomas menopáusicos significativos como calores y transpiración nocturna. Los niveles de estrógeno se desequilibran en presencia del alto nivel de cortisol.

El estrés crónico también ha sido comúnmente asociado con la depresión. Los altos niveles de cortisol pueden causar un desequilibrio de los neurotransmisores en el cerebro, en particular la serotonina y la dopamina. En un estudio científico tanto como siete de cada diez pacientes con depresión tenían dilatadas las glándulas suprarrenales, en algunos casos con 1,7 veces la medida de una glándula normal en una persona que no está deprimida.[7] En otras palabras, la glándula suprarrenal había aumentado de tamaño en respuesta a la demanda de más cortisol. El cortisol, a su vez, causa un desequilibrio de estos importantes neurotransmisores.

El estrés excesivo puede predisponer a una persona a desarrollar o agravar toda dolencia imaginable. Claramente, el dolor y la enfermedad son en general las heridas de metralla del estrés. Si usted quiere manejar su estrés, primero debe aprender a identificar qué es lo que lo causa.

Causas del estrés

Las causas del estrés son muy conocidas para la mayoría de los estadounidenses. Problemas con las finanzas, las relaciones, del trabajo, de salud o situaciones traumáticas repentinas encabezan la lista, seguidos por una infinidad de sucesos menos estresantes como un problema con la computadora, el tránsito, la mala atención al público, la ropa sucia amontonada, limpiar la casa, llevar a los niños a sus actividades extracurriculares, los conflictos en curso con miembros de la familia o amigos, la soledad o incluso luces o ruidos molestos cerca de su casa.

Cómo se nota el estrés en usted

El Dr. Selye experimentó con ratas utilizando diferentes factores estresantes como descargas eléctricas y temperatura fría. Al hacerlo, descubrió que si se mantenía el estrés por un tiempo suficiente, el cuerpo atravesaría tres etapas. Estas son: la etapa de alarma, la de resistencia y la de agotamiento.

Etapa uno: alarma

A comienzos del siglo XX el Dr. Walter Cannon, de la Universidad de Harvard, acuñó la frase "reflejo de ataque y fuga", que es un tipo de intrincado y elaborado sistema de alarma que Dios creó en su cuerpo. Es en realidad una respuesta de supervivencia colocada por Dios en nosotros para protegernos.

En efecto, el reflejo de ataque y fuga comienza en el hipotálamo, que es un área del cerebro relacionada con la supervivencia. Cuando usted se encuentra en una situación peligrosa, como ser atacado por un oso, su hipotálamo envía a su glándula pituitaria o hipófisis una señal para que segregue una hormona que a su vez activa las glándulas suprarrenales. Estas glándulas liberan adrenalina, que es epinefrina. Estoy seguro de que alguna vez ha oído a alguien decir que estaba actuando por la adrenalina. Esa persona se refería a esto.

Este reflejo de ataque y fuga produce enormes cambios. Su cuerpo entero entra en un gran estado de alerta.

- Sus músculos se endurecen y se tensan.
- Su ritmo cardíaco se acelera.
- Sus vasos sanguíneos se contraen.
- Su presión sanguínea se eleva.
- Su respiración se torna más acelerada y profunda.
- Se intensifica la transpiración.
- La sangre se desvía del estómago, por lo que la digestión se lentifica o se interrumpe.
- El azúcar y la grasa de la sangre son volcadas en el torrente sanguíneo para obtener más energía.
- Las grasas se elevan en la sangre.
- Se estimula la glándula tiroidea.
- La secreción de saliva se hace más lenta.
- El cerebro está más alerta.

- La percepción sensorial se agudiza.

- La sangre es desviada hacia los músculos y alejada del tracto digestivo así que la digestión se lentifica o se detiene.

- El colon aumenta su peristalsis para que usted pueda descargar su contenido para correr rápido.

Esta reacción de alarma puede salvar su vida. Si usted ve una serpiente cascabel mientras practica excursionismo, será capaz de correr para salvarse. Si está acampando y es atacado por un oso, podrá huir y sobrevivirá. Este increíble sistema de alarma puede permitirle escapar del desastre segregando estas poderosas hormonas que le proveerán tremenda fuerza y energía.

Todos hemos oído los relatos de la abuela que levantó un auto de encima de su anciano esposo cuando el gato se resbaló y él quedó inmovilizado bajo el vehículo. Aunque suenen increíbles, estas historias son verdaderas. Revelan el poder de este maravilloso sistema de estrés para responder al peligro.

En efecto, yo tuve una paciente que le robaron el auto violentamente. Cuando iba por una zona aislada, saltó del auto en movimiento y pudo huir a un sitio seguro. Esta respuesta de supervivencia que Dios puso en nosotros para nuestra protección funciona de manera similar a la alta velocidad de un auto. Nos da el poder de desatar una fuerza casi sobrehumana para superar la adversidad mediante el ataque o la fuga. Sin embargo, si usted se está estresando ante circunstancias menores o está frustrado, irritado, enojado, ansioso, temeroso o amargado, la reacción de alarma ocurre varias veces al día y cada vez eleva su presión. Esto puede llegar a causarle hipertensión.

ETAPA DOS: RESISTENCIA

Si esa alarma del cuerpo se vuelve cada vez más y más frecuente, lleva a una segunda etapa de estrés, que es conocida como la etapa de resistencia. Esta, a su vez, es una respuesta natural de supervivencia puesta en nosotros por Dios para ayudarnos a sobrevivir sin la nutrición adecuada, como en tiempos de hambruna, guerra y pestilencia.

En 2 Reyes 25:1-4 leemos sobre un sitio que Babilonia impuso a los judíos durante un año y medio. Durante ese tiempo al pueblo le faltó el alimento. Los antiguos residentes de Jerusalén experimentaron esta segunda etapa de la respuesta de supervivencia. Esta comienza cuando un individuo percibe que ha perdido el control. En la vida moderna se ve cuando una persona se encuentra ante un considerable estrés financiero y sin salida, cuando su salud se deteriora gravemente, ante la pérdida del trabajo, un divorcio o separación, una esposa o un hijo enfermo, un hijo en rebeldía o alguna otra situación traumática en la que la persona se da cuenta de que enfrenta una pérdida de control de larga duración.

Preparación para sobrevivir

Recuerde que esta segunda etapa es un mecanismo de supervivencia con el que estamos programados para sobrevivir alguna crisis de larga duración como una guerra, hambruna o sequía. La hormona cortisol es liberada constantemente para salir adelante con un estrés crónico, incesante.

Así que, ¿qué ocurre en esta etapa?

- Su hipotálamo es estimulado.

- Esto a su vez estimula la glándula pituitaria (hipófisis).

- Un prolongado aumento de hormonas, tanto cortisol como adrenalina, hace que se liberen, pero principalmente el cortisol.

- El cortisol hace que disminuya la sensibilidad de los centros del cerebro por una retroalimentación inhibidora (ya que la respuesta al estrés no se desconecta y se produce más cortisol).

- Esto lleva a un prolongado ascenso de cortisol.

- El azúcar en la sangre generalmente está elevado.

Al incrementarse su nivel de azúcar en sangre por mucho tiempo, puede tener lugar una resistencia a la insulina, lo que lleva a la diabetes tipo 2. También conduce a un incremento de pérdida ósea, al aumento de grasa en la sangre como los triglicéridos y el colesterol y a un aumento de la acumulación de grasa, especialmente alrededor de la cintura, que lleva a la "obesidad con forma de manzana".

La etapa de resistencia también conduce a un aumento de la degradación de las proteínas que puede causar pérdida de masa muscular, especialmente de los brazos, piernas y otros grandes grupos musculares. En esta situación su sistema inmunológico puede comenzar a fallar ya que los niveles de células inmunes van menguando cada vez más.

Durante esta etapa de resistencia el prolongado incremento de adrenalina y cortisol lleva a una pérdida de magnesio, potasio y calcio y retención de sodio. Estos minerales son extremadamente importantes para el control de la presión sanguínea. Sin ellos la presión suele mantenerse alta. La retención de sodio también eleva la presión sanguínea. Como los niveles de cortisol tanto como de adrenalina siguen altos, al final pueden resultar en hipertensión y enfermedades coronarias.

ETAPA TRES: AGOTAMIENTO

Cuando el cuerpo activa el sistema nervioso simpático por un período muy largo sin darle respiro, las glándulas suprarrenales terminan por agotarse. Las dos poderosas hormonas que habían iniciado y mantenido este proceso durante tanto tiempo comienzan a menguar. Tanto el nivel de cortisol como el de adrenalina disminuyen.

Cuando su cuerpo ya no da más

Su cuerpo ha liberado y sostenido todos sus recursos por un tiempo realmente largo. Ahora simplemente comienza a desgastarse y a veces puede desgastarse muy rápidamente. Piénselo de esta manera: Imagine que sube a su auto y presiona el acelerador hasta el fondo durante horas mientras el auto está estacionado con el motor encendido. No hay duda de que eso causaría un gran estrago en el motor. Ahora, piense en lo que le sucedería al motor si usted hiciera esto durante muchos días y semanas. No pasaría mucho tiempo hasta que ese motor se averiase de manera significativa, y ciertamente tampoco pasaría mucho tiempo hasta que el auto se quedara sin combustible. Las personas atascadas en este estado de agotamiento son similares a un automóvil cuyo acelerador está presionado a fondo, y que se quedan sin combustible.

Cuando su cuerpo es forzado a tratar durante un largo período con la tormenta bioquímica creada por el estrés, sucede lo mismo. Su cuerpo, que una vez fue robusto y poderoso, diseñado para durar muchos, muchos años, comienza a averiarse prematuramente.

Si usted es una persona estresada en la etapa tres de agotamiento, esto es lo que puede esperar. Puede comenzar a experimentar hipoglucemia, que es un bajo nivel de azúcar en la sangre. Además, una mala absorción de grasas y proteínas en su cuerpo pueden llevarlo a la pérdida de masa muscular.

Con el tiempo su sistema inmunológico se deteriorará, y podría experimentar algunos de los siguientes síntomas:

- Alergias a alimentos, inhalantes y sustancias químicas

- Inflamación, dolores en las articulaciones, erupciones, dolores musculares

- Baja resistencia a las infecciones e infecciones constantes tales como resfríos recurrentes, infecciones sinusales e infecciones virales, incluyendo mononucleosis e infecciones por levaduras

- Fatiga intensa

- Ansiedad

- Irritabilidad

- Problemas de memoria

- Problemas del sueño

- Problemas digestivos: distensión abdominal, gases, diarrea, constipación

Durante esta etapa usted puede ser muy susceptible a contraer infecciones (bacterianas y virales como sinusitis crónica, bronquitis y faringitis recurrentes), alergias (ambientales y alimentarias), enfermedades autoinmunes (como artritis reumatoidea, lupus, tiroiditis y esclerosis múltiple) y cáncer. Los órganos pueden comenzar a fallar durante esta etapa. También durante ella generalmente la inflamación está descontrolada en el cuerpo ya que no tiene suficiente cortisol para aplacarla. La inflamación excesiva puede llevar a hipertensión y enfermedad cardíaca tanto como a dolor crónico, el cual usualmente eleva la presión aun más. Para mayor información sobre cómo derrotar al estrés, por favor remítase a mis libros *Stress Less* (Menos estrés) y *La nueva cura bíblica para el estrés*.

CONCLUSIÓN

Aunque esta pueda parecer demasiada información para asimilar, tener entendimiento de cómo funciona su cuerpo y cómo responde ante situaciones desafiantes—ya sean reales o percibidas—es muy importante para que usted haga los ajustes necesarios en cuanto a la forma en que responde mental y emocionalmente. Es maravilloso saber que Dios nos conoce. Él nos conoce por dentro y por fuera y nos ha provisto un mapa de ruta hacia el lugar de paz en su Hijo, Jesucristo. Ahora sigamos para descubrir cómo podemos combatir los efectos del estrés moderno.

Una oración de LA CURA BÍBLICA para usted

Querido Dios, muchas gracias porque me estás dando conocimiento sobre el modo en que el estrés afecta mi cuerpo. Ahora, como tú eres mi Creador, te pido que me conduzcas a un camino de paz y contentamiento. Te pido que me ayudes a aprender cómo echar todas mis cargas sobre ti, porque sé que te preocupas por mí. Te agradezco de antemano porque tu paz que sobrepasa todo entendimiento guardará mi corazón y mi mente. Oro en el nombre de Jesús, amén.

Una receta de LA CURA BÍBLICA

Tome un momento y haga una lista de las cosas que actualmente le producen estrés, cosas que lo pueden estar preocupando. Ahora, de acuerdo con Filipenses 4:6-7: "No se preocupen por nada…Así experimentarán la paz de Dios, que supera todo lo que podemos entender. La paz de Dios cuidará su corazón y su mente mientras vivan en Cristo Jesús".

Capítulo 6

COMBATA EL ESTRÉS
MODERNO DESDE SU RAÍZ

C OMO EL ESTRÉS de hoy tiene un amplio componente
emocional y psicológico, para poder controlarlo y no sobre-
cargar los órganos, hace falta atacar su raíz.

El estrés de larga duración está arraigado en la percepción de
que usted ha perdido el control. Por lo tanto, para controlar ese
estrés es fundamental que usted llegue a comprender que puede
tener control sobre su vida. Ciertos estudios han encontrado que
las personas con excesivo estrés en sus trabajos tienen una mayor
tendencia a la hipertensión.[1] Pero en realidad no es por el estrés.
Dos personas pueden encontrarse ante las mismas circunstancias,
y una puede sentirse abrumada por el estrés mientras que la otra
puede mantenerse completamente tranquila. En realidad no es el
estrés del trabajo sino la sensación de pérdida de control lo que hace
que la presión sanguínea se eleve. Aquí encontrará varias maneras
de acomodar sus percepciones, corregir todo pensamiento errado y
vivir en paz.

ACTIVE EL PODER DE LA PALABRA DE DIOS

Como el estrés está arraigado en la sensación de pérdida de control,
renovar su mente con la Palabra de Dios arrancará el estrés de raíz.
En otras palabras, el estrés comienza en la mente, y la Palabra de
Dios tiene el poder de escudar, proteger y fortalecer la mente contra
el poder del estrés.

La Biblia es palabra viva y eficaz hablada por un Dios vivo que lo ama y anhela verlo caminar con salud y en plenitud. Cuando usted se sienta estresado busque y lea Gálatas 5:16-26 para que lo ayude a tomar control de sus pensamientos.

CONTROLE CADA UNO DE SUS PENSAMIENTOS

La Biblia nos promete que podremos controlar cada pensamiento de ansiedad, preocupación, inquietud y temor. No debemos permitir que el estrés tome ventaja en nuestras mentes.

Aquí tiene dos poderosos versículos para leer en voz alta cuando el estrés comience a asaltar sus pensamientos:

> Derribando argumentos y toda altivez que se levanta contra el conocimiento de Dios, y llevando cautivo todo pensamiento a la obediencia a Cristo.
>
> —2 CORINTIOS 10:5

> Por lo demás, hermanos, todo lo que es verdadero, todo lo honesto, todo lo justo, todo lo puro, todo lo amable, todo lo que es de buen nombre; si hay virtud alguna, si algo digno de alabanza, en esto pensad.
>
> —FILIPENSES 4:8

Permita que Jesús sea el guardián de su mente. A menos que un pensamiento pase todos los criterios listados arriba, no se le permitiría la entrada en la mente para ser meditado y reexaminado.

En tu presencia hay plenitud de gozo.

—SALMOS 16:11

Viva en el presente

Muchas veces el estrés viene por preocuparse por el futuro. Jesús dijo en Mateo 6:34: "No se preocupen por el mañana, porque el día de mañana traerá sus propias preocupaciones. Los problemas del día de hoy son suficientes por hoy". No aceptar este consejo del Señor ha llevado a muchas personas a vivir llenas de estrés en lugar de la vida llena de paz que Él ganó para nosotros con su muerte. Para ayudar a mis pacientes a combatir las preocupaciones sobre el futuro, los aliento a que practiquen lo que llamo *mindfulness*: la práctica de aprender a prestar atención plena a lo que está sucediendo momento a momento.

El *mindfulness* es una práctica bíblica. El apóstol Pablo nos enseñó a olvidar "lo que queda atrás" (Filipenses 3:13), refiriéndose al pasado. El *mindfulness* significa dejar ir todo pensamiento que no tenga que ver con la situación actual y encontrar la manera de disfrutar el momento presente.

Lamentablemente la mayoría de las personas no viven en el momento presente. Anhelan algo diferente, sea pasado o futuro. Piensan en cosas como: "Seré feliz cuando…"

- "Tenga un lugar más amplio para vivir".
- "Me asciendan".
- "Mis hijos terminen la escuela".
- "Pague todas las cuentas".
- "Tenga un auto nuevo".

El *mindfulness* lo ayuda a dejar de quejarse por lo que no tiene y comenzar a practicar la gratitud por lo que sí tiene.

Cuando practique *mindfulness* sus músculos se relajarán,

su cuerpo se estirará, y su estrés se aliviará. Haga un hábito del *mindfulness* practicándolo diariamente.

DOMINE SU LENGUA

Además de tomar el control de su mente, usted también debe comenzar a domesticar su lengua. Eso puede parecerle imposible al principio, pero no lo es. La Palabra de Dios también tiene poder para ayudarlo a decir solamente aquellas cosas de las que no se arrepentirá después. Los pensamientos y las palabras están muy conectados. Santiago 3:6 llama a la lengua "un fuego, un mundo de maldad". Como un fuego, las palabras pueden desatar un estrés destructivo que haga arder todo cuanto lo rodea.

Para poder mantener su mente libre de estrés, usted ya no debe permitir que sus palabras sean el vehículo por el cual viajen los pensamientos estresantes.

Aquí tiene algunos poderosos versículos que puede memorizar:

De la abundancia del corazón habla la boca.

—MATEO 12:34

De toda palabra ociosa que hablen los hombres, de ella darán cuenta en el día del juicio.

—MATEO 12:36

Ninguna palabra corrompida salga de vuestra boca.

—EFESIOS 4:29

La muerte y la vida están en poder de la lengua.

—PROVERBIOS 18:21

SEA RÁPIDO PARA PERDONAR

Una de las causas secretas de que el estrés sea una plaga para millones de personas es la falta de perdón. La gente da vueltas en su mente a todo lo malo que le han hecho, o a lo que erróneamente percibe de esa manera, y sus cuerpos inmediatamente responden con estrés. Cuando usted no perdona, se encierra a sí mismo en un estrés a largo plazo similar a quien saca la cascarita de una herida sin dejar nunca que sane. Su cuerpo literalmente se cuece a fuego lento en los jugos de su propio estrés cada vez que usted revive el daño que le hayan hecho.

El apóstol Pablo escribió: "Sean comprensivos con las faltas de los demás y perdonen a todo el que los ofenda. Recuerden que el Señor los perdonó a ustedes, así que ustedes deben perdonar a otros" (Colosenses 3:13). Perdonar no significa que usted no haya sido lastimado. Más bien es elegir no vivir experimentando falta de perdón. Usted puede confiar en que Dios trate la ofensa y al ofensor. Si usted sigue sin perdonar a alguien, no lastima a esa persona, sino que daña su propia salud e invita a la hipertensión y a la enfermedad cardíaca a su cuerpo. Por lo tanto, debe soltar ese enojo y esa amargura para preservarse a sí mismo. Recomiendo enfáticamente mis libros *Emociones que matan* y *Stress less* (Menos estrés).

ADOPTE UNA NUEVA PERSPECTIVA

Otra manera de manejar el estrés es el "reencuadre", que significa aprender a ver el pasado, el presente y el futuro con una luz positiva. "Reencuadrar" requiere que una persona cambie su enfoque dejando de lado su presente punto de vista para "ver" algo desde una nueva perspectiva.

Santiago, el hermano de Jesús, nos enseñó el significado de cambiar de perspectiva cuando atravesamos pruebas:

> Amados hermanos, cuando tengan que enfrentar problemas, considérenlo como un tiempo para alegrarse mucho porque ustedes saben que, siempre que se pone

a prueba la fe, la constancia tiene una oportunidad para desarrollarse.

—Santiago 1:2-3

Santiago nos estaba dando la perspectiva de Dios. El reencuadre escritural es una de las formas más poderosas de mitigar el estrés. Consiste simplemente en reemplazar nuestros temores, preocupaciones, fracasos, penas, dolores y vergüenza por las promesas de Dios.

Reencuadrar sus pensamientos puede tener un efecto real sobre su corazón. El corazón es mucho más que una bomba; también funciona como una glándula hormonal, un órgano sensorial y un codificador y centro de procesamiento de información.

Cuando usted experimenta estrés y emociones negativas como enojo, frustración, temor o ansiedad su ritmo cardíaco se vuelve más errático y desordenado, y envía señales caóticas al cerebro. Esto hace que su sistema esté "fuera de sincronía". El resultado es un excesivo estrés con emociones tóxicas, pérdida de energía, y más desgaste de su cuerpo y su mente. En contraste, las emociones positivas prolongadas, como el aprecio, el amor, el gozo y la compasión están asociadas con patrones altamente ordenados de ritmo cardíaco y una significativa reducción del estrés.

De acuerdo con el Instituto de HeartMath, estos sentimientos de gratitud, gozo, paz y amor de lo profundo del corazón incrementan la sincronización y la coherencia de los patrones de ritmo cardíaco, y estos a su vez disminuyen el estrés. Para más información sobre este tema de HeartMath busque mi libro *Stress Less* (Menos estrés).

SEA UN BUEN ADMINISTRADOR DE SU TIEMPO

El tiempo es en última instancia su posesión más valiosa. Muchas personas permanecen estresadas porque fallan al organizar su tiempo. Es algo tan simple de hacer, pero algunas personas no saben por dónde comenzar. Le recomiendo los siguientes pasos:

1. Compre un calendario con planificador o dé un buen uso a su *smartphone* o *tablet* para llevar un registro de fechas como cumpleaños y aniversarios, plazos y acontecimientos importantes.

2. Organice el escritorio de su casa y del trabajo. Un empleado promedio pasa treinta y seis horas por semana en su escritorio y otras tres horas por semana buscando papeles itratando de encontrar en qué trabajará después![2]

3. Deshágase a diario de todo el correo basura.

4. Compre un archivo o sistema de organización para guardar papeles importantes, artículos, garantías, documentos, deudas, testamentos y otras cosas valiosas.

5. Organice su cocina, y la preparación de las comidas se le hará más sencilla y rápida.

6. Desconecte su teléfono durante ciertas horas para librarse de llamadas que son una total pérdida de tiempo.

7. Declare un día a la semana, o quizás un fin de semana al mes, como un día de ayuno de medios de comunicación: nada de computadoras, televisión, radio, noticieros ni videos o DVD. Use ese tiempo para conectarse con su familia y amigos.

8. Aproveche al máximo sus tiempos de espera. Puede ser la sala de espera de un médico o un odontólogo, el banco o el aeropuerto. Tenga siempre a mano un libro, una revista, una grabación o alguna manualidad para llenar ese tiempo con algo positivo y productivo.

9. Limite la cantidad de tiempo que pasa con personas negativas y pesimistas. No solo sabotearán sus metas, sino que consumirán su energía.

10. Niéguese a dejarse distraer si está concentrado en un proyecto de trabajo. Apague el teléfono. Cierre la puerta. No permita interrupciones. Logrará hacer más en una hora de concentración total, sin interrupciones, que en tres horas con algunas interrupciones.

11. Haga una lista de cosas por hacer cada noche antes de acostarse. De esta manera no necesitará darle vueltas a los asuntos en su mente toda la noche.

12. Haga de la cena una experiencia para probar, oler y saborear cada bocado en lugar de devorarlo. Evite las discusiones y los temas estresantes en ese tiempo. Evite comer apurado o mientras conduce su auto. Una gran cantidad de estrés podría eliminarse si una persona simplemente utilizara las comidas para relajarse, soñar despierto un poquito, y descansar.

CAMINE EN EL PODER DEL AMOR

Uno de los mayores poderes que usted tiene a su disposición es el amor. El poder del amor puede librarlo del temor en el cual muchas veces se arraiga el estrés.

> En el amor no hay temor, sino que el perfecto amor echa fuera el temor.
>
> —1 JUAN 4:18

¿Se siente usted solo y necesitado de amor? Todos necesitamos amor. Usted podría encontrar que una maravillosa manera de rodear su vida de amor es tener una mascota. Cuando regrese a casa de su trabajo, siempre lo estará esperando, ansiosa por verlo y siempre estará de su lado. Puede ser que al tener a su adorado animal sobre la falda se derrita el estrés de todo su ajetreado día.

Usted no debe ser egoísta al amar, porque el amor debe ser dado. Y una de las mejores maneras de disminuir su estrés es dar y recibir amor. Esfuércese en brindar amor puro de Dios. Abrace a su cónyuge o a sus amigos, tome la mano de un niño, dele a un anciano un toque afectuoso. Exprese con frecuencia el amor de Cristo y pida a Dios que le dé oportunidades para brindar su amor.

RÍASE CON GANAS

La risa libera en el cerebro productos químicos que pueden ayudar a mitigar el dolor y crear una sensación de bienestar. La risa también fortalece el corazón, los pulmones y los músculos. De hecho, Norman Cousins se refirió a la risa como una gimnasia interior.[3] Tan solo veinte segundos de risa producen un cambio de oxígeno que equivale a veinte minutos de ejercicio aeróbico.

Creo que la risa es la mejor medicina para liberar el estrés y la hipertensión. Una de las prescripciones más inusuales que doy a mis pacientes es que se rían a carcajadas al menos diez veces al día. La verdadera risa ofrece uno de los métodos sanadores más poderosos y naturales, sin efectos colaterales. La risa disminuye las hormonas del estrés cortisol y epinefrina (adrenalina) y aumenta las hormonas que hacen sentirse bien (endorfinas). Esas son las mismas hormonas cuyos efectos buscan los corredores y que se llama "la euforia de los corredores".

Reír lo mantiene a usted de lleno en el momento presente. Lo ayuda a reencuadrar y sentirse agradecido y a ver situaciones negativas con una luz más positiva. No hay absolutamente ningún mal que la risa pueda producirle a su cuerpo y mente.

La Biblia declara:

Regocijaos en el Señor siempre. Otra vez digo: ¡Regocijaos!

—FILIPENSES 4:4

¡El gozo del Señor es nuestra fortaleza!

—NEHEMÍAS 8:10, NVI

Una carcajada auténtica puede ayudar a:

- Reducir el estrés
- Bajar la presión sanguínea
- Mejorar el estado de ánimo
- Estimular el sistema inmunológico
- Mejorar el funcionamiento de su cerebro
- Proteger el corazón
- Conectarse con otros
- Fomentar la relajación instantánea
- Hacerlo sentir bien a usted[4]

Si usted está estresado o deprimido, o si tiene presión alta, aprenda a reírse. Cultive la risa en su vida. Vea películas cómicas, mire programas de televisión divertidos y sanos, cuente chistes, lea libros cómicos y secciones del diario divertidas. La risa es la mejor medicina para vencer el estrés.

CONCLUSIÓN

En este capítulo usted ha podido ver que el estrés es manejable. La risa es uno de los mejores remedios para un corazón acongojado. Siga los consejos de este capítulo que le darán los mejores resultados, y desarrolle el patrón de conducta de llevar siempre los asuntos a Dios en oración. Él es su ayudador y su guía. Con Él en su corazón, usted nunca estará solo.

Una oración de **LA CURA BÍBLICA** para usted

Querido Señor, tú conoces mis pensamientos y mi corazón.
Conoces mi sentarme y mi levantarme. Señor, te pido que me
ayudes a navegar mi camino hacia una vida libre de estrés en
ti. Sé que esto es parte de tu perfecto plan para mí. Ayúdame
a discernir la mejor manera de llevar una vida pacífica y
feliz. Muchas gracias por darme una salida para el estrés
moderno que es una plaga para tantas personas. Amén.

Una receta de **LA CURA BÍBLICA**
7 consejos para comenzar una vida libre de estrés

1. Identifique qué cosas usted puede controlar y qué cosas escapan a su control.
2. Haga una lista de diez cosas por las cuales está agradecido. Luego coloque esa lista donde pueda verla todo el día (como el espejo del baño o la puerta del refrigerador).
3. En lugar de ver las desilusiones, los contratiempos y las pruebas como un tiempo para quejarse, preocuparse o criticar, comience a redefinir estas situaciones y véalas como enseñanzas. ¿Qué le enseñó esta situación de manera que pueda evitar ese error la próxima vez?
4. Encuentre un programa de televisión, un DVD, o una película de cine con humor sano; mírela hoy ¡y ríase mucho!
5. Sea lo que fuere que usted debe cumplir hoy, permítase un margen en sus tareas. Haga una lista de cosas para hacer; dese a sí mismo tiempo suficiente para ir de un destino a

otro. Establezca prioridades en su agenda y decida lo que
puede posponer para otro día.

6. Sea lo que sea que usted deba hacer hoy, hágase un tiempo en
sus tareas. Haga una lista de "cosas para hacer"; dese el tiempo
suficiente para llegar de un lugar a otro. Establezca prioridades
en su agenda y decida qué puede posponer para otro día.

7. Tome hoy cinco minutos para practicar respiración abdominal. Para aprender a hacerla, recuéstese boca arriba en
una posición cómoda y coloque su mano izquierda sobre
su abdomen y su mano derecha sobre el pecho. Primero,
practique llenar la parte inferior de sus pulmones con aire
dejando que su abdomen empuje su mano izquierda, lo
que hará que su cavidad abdominal se expanda. La mano
derecha sobre su pecho debe permanecer quieta. Asegúrese
de que su respiración sea lenta y constante. Unas diez respi-
raciones abdominales lentas y profundas lo dejarán relajado
y calmo. Le recomiendo que practique esto todos los días
durante cinco o diez minutos, y finalmente podrá hacerlo
cuando esté estresado sin importar que esté sentado, parado
o incluso caminando. Si se encuentra en una situación
estresante, tómese un momento para practicar esta respiración profunda antes de reaccionar.

8. Hoy es su día de jubileo, así que ¡agradezca a Dios en voz
alta por toda su bondad! Si sigue practicando estos principios bíblicos, usted comenzará a tener una salud divina.

Capítulo 7

ACTIVE EL PODER DE LA FE DINÁMICA SOBRE SU SALUD

QUISIERA COMPARTIRLE UNO de los versículos más poderosos de la Biblia. Dice: "Los ojos del Señor recorren toda la tierra para fortalecer a los que tienen el corazón totalmente comprometido con Él" (2 Crónicas 16:9).

Esto significa que si usted compromete su corazón con el Señor, Él siempre estará buscando maneras de hacerlo más fuerte, y Él tiene la tierra entera a su disposición. Esto es importante porque significa que usted puede confiar en que Dios fortalecerá su cuerpo y su vida, aún contra un ataque físico de presión alta.

El ojo de Dios está sobre los gorriones. La Biblia dice: "¿No se venden cinco gorriones por dos moneditas? Sin embargo, Dios no se olvida de ninguno de ellos. Así mismo sucede con ustedes: aun los cabellos de su cabeza están contados. No tengan miedo; ustedes valen más que muchos gorriones" (Lucas 12:6-7, NVI).

Ni siquiera un diminuto gorrión vuela en el cielo sin que Dios lo guarde. Si Él puede verlo y proveer para cada una de sus necesidades, ¿cuánto más cuidará de usted? A Él le interesa cada una de sus necesidades: las de su cuerpo, mente y espíritu.

Tener fe en el inquebrantable amor de Dios por usted es la última clave de la cura bíblica para ser libre de la presión alta.

Muchas personas creen que la fe es un misterioso poder que algunos tienen y otros no. Eso sencillamente no es cierto. La fe no es nada más que una elección de creer en Dios y de aceptar lo que dice en su Palabra: la Biblia. La fe en acción hace que se tome la decisión de creerle a Dios sin importar lo que digan las circunstancias, sus sentimientos, sus emociones o sus amigos. La fe ve más allá del mundo natural y toca lo sobrenatural cuando escoge creer. ¡Es realmente tan simple!

FE PARA TODO LO QUE LE PREOCUPA

Algunas personas creen que pueden tener fe para salvación, pero aparte de eso, sienten que Dios las ha dejado prácticamente libradas a sí mismas. Pero si Dios se preocupa profundamente por un pequeño gorrión, y ha contado cada uno de los cabellos de su cabeza, ¿realmente usted cree que no se preocupa por los otros asuntos de su salud? Por supuesto que sí. A Él le importa mucho todo eso, ¡incluida su presión alta!

Creo que es por eso que Dios me ha llevado a escribir este y otros libros sobre *La cura bíblica*, porque Dios verdaderamente se preocupa por usted y por su salud. Él es un Creador maravilloso que creó su cuerpo para que funcione bien. También quiere que usted tenga la sabiduría y el entendimiento necesarios para mantenerlo funcionando bien por mucho tiempo. La buena salud es el plan de Dios para usted porque lo ama. Él incluso desea que por sobre todas las cosas usted sea prosperado y tenga buena salud, así como prospera su alma (3 Juan 2).

EL AMOR DE DIOS Y SU SALUD

Entender el amor de Dios por usted puede tener un poderoso impacto sobre su salud. Cuando usted realmente comience a confiar en Dios respecto a los muchos detalles de su vida, comenzará a descubrir una paz que tiene muchos poderosos beneficios para su alma, su mente, y sí, también para su salud. Cuando usted conozca cuánto lo ama Dios, descansará de la ansiedad y las preocupaciones de la vida. No solo será más feliz, sino que también estará mucho más saludable.

La presión alta no es una sentencia de por vida. Creo que usted puede dominar la presión alta y seguir adelante desarrollando un estilo de vida más saludable en muchos aspectos. Ahora oremos y pidamos a Dios que confirme esto en su corazón.

Una oración de **LA CURA BÍBLICA** para usted

Querido Jesús, gracias por el poder de tu amor y la paz de tu presencia en mi vida. Te pido que aumentes mi fe para confiarte los detalles de mi vida. Te rindo a ti mis preocupaciones a cambio de tu alegría y tu paz. Gracias, Dios, por preparar un camino despejado para mi completa sanidad e integridad. En tu nombre, amén.

Una receta de **LA CURA BÍBLICA**

Ahora que le ha pedido a Dios que le revele a usted su amor y paz, haga una lista de las maneras en que Él le ha mostrado su amor mediante bendiciones, oportunidades, buenas relaciones o provisión especial.

DE DON Y MARY COLBERT

IOS QUIERE SANARLO de su enfermedad. Su Palabra está llena de promesas que confirman su amor por usted y su deseo de darle de su vida abundante. Ese deseo incluye no solo la salud física, Él también quiere sanarlo en su mente y espíritu, a través de una relación personal con su Hijo, Jesucristo.

Si usted no ha conocido a mi mejor amigo, Jesús, me gustaría aprovechar esta oportunidad para presentárselo. Es muy simple. Si usted está listo para que Él entre a su vida y llegue a ser su mejor amigo, todo lo que tiene que hacer es orar sinceramente esta oración:

> *Señor Jesús, quiero conocerte como mi Salvador y Señor. Creo que tú eres el Hijo de Dios y que moriste por mis pecados. También creo que resucitaste de entre los muertos y ahora estás sentado a la diestra del Padre, orando por mí. Te pido que perdones mis pecados y cambies mi corazón para que yo pueda ser tu hijo y vivir contigo eternamente. Gracias por tu paz. Ayúdame a caminar contigo para que pueda empezar a conocerte como mi mejor amigo y mi Señor. Amén.*

Si ha hecho esta oración, usted acaba de tomar la decisión más importante de su vida. Me regocijo con usted por su decisión y su nueva relación con Jesús. Por favor, póngase en contacto con mi editor en pray4me@charismamedia.com para que podamos enviarle algunos materiales que le ayudarán a afirmarse en su relación con el Señor. Esperamos con interés escuchar de usted.

Apéndice A

SUPERALIMENTOS PARA SU CORAZÓN

LO QUE USTED come es el factor individual más importante en lo relativo a su salud. Aquí tiene algunos alimentos que lo ayudarán especialmente a bajar su presión sanguínea y potenciar su salud cardíaca en todos los aspectos.[1]

APIO ORGÁNICO

El apio es una excelente fuente de nutrientes antioxidantes tales como vitamina C, betacaroteno y manganeso. Pero lo que realmente lo destaca como un alimento saludable para el corazón son sus fitonutrientes. Muchos de esos fitonutrientes caen en la categoría de antioxidantes fenólicos y han mostrado proveer también beneficios como antiinflamatorios.[2]

El apio es un tradicional remedio popular asiático para la alta presión. Es posible que el apio pueda actuar solo si su alta presión sanguínea es causada por demasiada renina en su sangre producida por sus riñones.

Si la presión de su sangre es alta por causa de elevados niveles de renina y a usted le han dado un diurético para su tratamiento inicial, eso podría ocasionar que su presión se elevara aún más. Investigue si su presión alta es causada por exceso de renina y luego considere hacer del apio parte de su plan de tratamiento para ella.

En el libro *The New Healing Herbs* se cuenta una historia del señor Minh Le quien comió cuatro tallos de apio durante una semana seguido por tres semanas sin comerlo para ayudar a bajar su presión sanguínea. El señor Le vio caer su presión de 158/96 a 118/82 en el curso de una semana.

Por medio de su hijo, el señor Minh Le hizo llegar este antiguo remedio chino a investigadores del Centro Médico de la Universidad de Chicago para que lo testearan. Los investigadores probaron en animales inyectando en mamíferos una pequeña cantidad de 3-n-butilftalido, un compuesto químico que se encuentra en el apio. Quang Le, el hijo del señor Minh Le, y William Elliot, doctor en farmacología de la Universidad de Chicago, aislaron el compuesto 3-n- butilftalido e inyectaron ratas con el equivalente a la cantidad que se encuentra en cuatro tallos de apio.

No solo la presión de la sangre de las ratas cayó el 13 por ciento en una semana, sino que los niveles de colesterol de las ratas también cayeron el 7 por ciento. La sustancia química que redujo las lecturas de la presión sanguínea de los animales resultó ser la talido. Es conocido en círculos científicos que la talido relaja los músculos y arterias que regulan la presión. La talido es una sustancia química que también reduce la cantidad de "hormonas del estrés", llamadas catecolaminas. Las hormonas del estrés también elevan la presión, ya que las catecolaminas constriñen los vasos sanguíneos.

Un tallo de apio contiene unos 35 miligramos de sodio, lo que no elevaría su presión sanguínea. Asegúrese de elegir apio orgánico porque el apio es típicamente alto en residuos de pesticidas.[3]

Jugo de remolacha

Por estimular la resistencia y las energías, mejorar el flujo sanguíneo y reducir la presión, el jugo de remolacha es una de las más ricas fuentes dietarias de antioxidantes y nitratos que mejoran la presión y el flujo sanguíneo a lo largo del cuerpo, incluyendo el cerebro, el corazón, los músculos y mucho más.[4]

El solo beber una taza (u 8 onzas) de jugo de remolacha puede ayudarlo a bajar su presión. Un estudio encontró que participantes con alta presión sanguínea experimentaron un decrecimiento de alrededor de 10 mm Hg consumiendo una dosis diaria de ese jugo. El ingrediente mágico responsable del impacto sobre la presión es el nitrato. Las remolachas lo contienen naturalmente en altos niveles. El nitrato incrementa los niveles de óxido nítrico en el torrente sanguíneo y se dice que relaja y ensancha los vasos sanguíneos y por consiguiente mejora la presión.[5]

Ajo

El ajo es utilizado para muchos problemas relacionados con el corazón y el sistema circulatorio, incluyendo la presión alta, el colesterol alto, la enfermedad coronaria cardíaca, el ataque cardíaco y el "endurecimiento de las arterias" (aterosclerosis). Hay estudios que muestran que el ajo es efectivo en lentificar el desarrollo de la aterosclerosis y reducir la presión sanguínea.

No todos los productos de ajo que se venden con fines medicinales son lo mismo. Para que sea efectivo en revertir los problemas del corazón, deben tener la cantidad correcta de alicina, la cual también viene a ser el ingrediente activo que da al ajo su olor distintivo. Suplementos de ajo inodoros reducen el monto de alicina y comprometen la efectividad del producto. Los métodos que incluyen aplastar el diente fresco liberan más alicina.[6]

Aceite de oliva extra virgen

Las grasas monoinsaturadas del aceite de oliva ayudan a bajar su riesgo de enfermedad cardíaca bajando los niveles de colesterol total y del colesterol lipoproteína de baja densidad. También ayuda a normalizar la coagulación de la sangre.[7]

Las personas con medicación para la alta presión sanguínea pueden reducir la cantidad de medicamento que toman si sustituyen otros tipos de grasa de su dieta por aceite de oliva extra virgen. Según investigaciones, unos 40 gramos por día de aceite de oliva extra virgen reducen marcadamente la dosis de medicación para la presión en aproximadamente el 50 por ciento en pacientes hipertensos sobre una previa dosificación estable de la droga. Cuarenta gramos diarios de aceite de oliva extra virgen equivalen aproximadamente a 4 cucharadas soperas. Solo el aceite de oliva extra virgen contiene los antioxidantes llamados "polifenoles", que podrían ser responsables de la caída de la presión sanguínea vista en la investigación. No todos los aceites de oliva extra virgen son lo mismo.[8]

Recomiendo el aceite de oliva orgánico, prensado en frío, en botellas de vidrio oscuras. Como el aceite de oliva puede volverse rancio, es necesario guardarlo en una alacena oscura lejos de la luz solar. No compre el aceite de oliva en grandes botellas de plástico claro; no obtendrá los tremendos beneficios que tiene para su salud. No disminuya su medicación para la presión alta sin primero consultar con su médico.

CHOCOLATE NEGRO

El chocolate negro contiene un potente antioxidante, fenoles vegetales—fenoles de cacao, para ser exactos—que son conocidos por bajar la presión sanguínea.[9] Un informe publicado por Cochrane Collaborations que analizó veinte estudios encontró que la gente que come diariamente un poco de chocolate negro o cacao experimenta una leve reducción de la presión. En promedio, los investigadores descubrieron que el chocolate rico en flavonol o el polvo de cacao redujo la presión en 2-3 mm Hg promedio. Cuando los antioxidantes llamados flavonoles que se encuentran en el chocolate son consumidos, el cuerpo produce una sustancia llamada óxido nítrico, según los investigadores. La sustancia química "relaja" las paredes de los vasos sanguíneos, permitiendo que la sangre pase a través de ellos con menos obstrucción.[10]

Recomiendo algo de chocolate con alto contenido de cacao (70 por ciento o más) a pacientes con alta presión sanguínea que han sido instruidos para bajar su ingesta de sal y carbohidratos. También recomiendo chocolate negro bajo en azúcar y sin grasas lácteas o trans.

GRANADA

Uno de los alimentos más asombrosos en lo relativo a ayudar a proteger el corazón es la granada. La granada tiene propiedades únicas que permiten ayudar a proteger de daño el revestimiento interior de las arterias. Más y más investigaciones están mostrando que la granada podría incluso tener la capacidad de revertir la aterosclerosis (o endurecimiento de las arterias por la formación de placa). Recomiendo 1 a 2 onzas de jugo de granada de calidad dos veces por día. También existen suplementos.

Una investigación sugiere que beber diariamente 50 mililitros de jugo de granada por más de un año puede bajar la presión sistólica (el número más alto) de un 5 a un 21 por ciento. Pero beber jugo de granada no parece afectar la presión diastólica (el número más bajo).[11]

En investigaciones preliminares de laboratorio y pruebas clínicas, el jugo de granada podría ser efectivo en reducir los factores de riesgo de enfermedad cardíaca, incluyendo la oxidación LDL, el estado oxidativo de los macrófagos, y la formación de células espumosas.[12] En ratones, "la oxidación de LDL por macrófagos peritoneales fue reducida en más del 90 por ciento después de consumir jugo de granada".[13]

La granada contiene un alto monto de antioxidantes llamados polifenoles, a los que se atribuye la mayoría de los beneficios de la fruta.

Una de las maneras en que la granada podría bajar su presión sanguínea es inhibiendo la actividad de la enzima convertidora de angiotensina, o ACE, según un estudio conducido por investigadores del Rappaport Family Institute for Research in the Medical Sciences de Israel.

De acuerdo con el estudio informado en el número de septiembre de 2001 de *Atherosclerosis*, los investigadores observaron que pacientes con hipertensión que tomaron 50 miligramos diarios de jugo de granada durante dos semanas experimentaron un descenso de la actividad ACE y reducción en la presión sistólica.[14]

ARÁNDANOS

Cuando se trata de aprovechar el poder de los antioxidantes, los arándanos están en primer lugar comparados con otras frutas y vegetales. Los antioxidantes ayudan a neutralizar los efectos dañinos de los radicales libres que pueden conducir a numerosas enfermedades incluyendo enfermedad cardíaca, cáncer y de Alzheimer. Específicamente respecto al corazón, los antioxidantes de los arándanos ayudan a reducir su colesterol, disminuyendo su riesgo de ataque cardíaco y derrame cerebral. Recomiendo ¼-½ taza de arándanos orgánicos frescos o frizados por día.

SALMÓN SALVAJE

Los peces grasos como el salmón contienen cantidades de ácidos grasos omega-3 o "grasas buenas". Los ácidos grasos omega-3 ayudan a reducir su nivel de triglicéridos. Los triglicéridos son "grasas malas" de la sangre, que aumentan su riesgo de enfermedad cardiaca. Los omega-3 también a mantener fluida la sangre, reduciendo el riesgo de coágulos sanguíneos que puedan adherirse a las paredes arteriales, una causa primaria de ataques cardíacos fatales. Los omega-3 también ayudan a reducir la ocurrencia de peligrosas arritmias cardíacas, y disminuyen la inflamación del cuerpo. La American Heart Association (Asociación Americana del Corazón) recomienda comer 3 a 6 onzas de pescado graso al menos dos veces por semana. Yo también recomiendo un suplemento de aceite de pescado de buena calidad. En materia de peces, es muy importante asegurarse que sea salvaje y bajo en mercurio. (Vea el Apéndice B para pescado bajo en mercurio). Manténgase alejado de los peces de granja.

ESPINACA

Los vegetales de hojas verde oscuro, como la espinaca, la berza, la acelga y el repollo ofrecen altos niveles de vitaminas, minerales y antioxidantes saludables para el corazón. A semejanza de los nutrientes de los arándanos, estos nutrientes ayudan a reducir su riesgo de enfermedad cardíaca. La espinaca en particular también es rica en folatos. Los folatos ayudan a reducir la homocisteína, un aminoácido tóxico que acelera la formación de placa y es usualmente un subproducto del consumo de carne. Cuando la homocisteína está presente en altos niveles en la sangre, eso está asociado con endurecimiento y estrechamiento de las arterias, incrementando el riesgo de ataque cardíaco, derrame cerebral y coágulos sanguíneos. Recomiendo al menos una taza diaria de vegetales de hojas verde oscuro.

NUECES

Aunque los frutos secos en general son beneficiosos para una dieta saludable, las nueces contienen casi dos veces más antioxidantes que los otros. También contienen altos montos de ácido alfa-linoleico (ALA), que está asociado con el bajo riesgo de ataque cardíaco y de coágulos sanguíneos. Además los nutrientes de las nueces son conocidos por su reactividad vascular, que es la capacidad de los vasos sanguíneos de responder positivamente a cambios del ambiente.

Otros superalimentos saludables para el corazón que merecen una honorable mención incluyen los frijoles negros, los frijoles rojos, los tomates, las frutas cítricas, la harina de avena, la canela, el té verde y las semillas de lino.

NIVELES DE MERCURIO
EN ALIMENTOS

A UNQUE EL PESCADO es generalmente una buena opción proteica, algunos peces contienen altos niveles de mercurio. La siguiente lista lo ayudará a determinar cuáles pescados puede comer libremente y a cuáles debe evitar.[1]

Peces y mariscos con baja cantidad de mercurio (disfrute de ellos)

- Anchoa o boquerón
- Bagre o pez gato
- Cangrejo
- Platija
- Abadejo o carbonero (del Atlántico)
- Arenque
- Salmón (fresco o envasado)
- Sardina
- Camarón
- Lenguado
- Tilapia
- Trucha (de agua dulce)
- Bacalao

Peces y mariscos con moderada cantidad de mercurio (consuma seis porciones o menos por mes)

- Lubina [róbalo] (estriada o lisa)
- Fletán [halibut] (del Atlántico o del Pacífico)
- Langosta
- Perico o Mahi-Mahi
- Rape
- Pargo
- Atún (envasado en agua)

Peces con alta cantidad de mercurio (comer tres porciones o menos por mes)

- Pez azul
- Mero
- Caballa o macarela (española o del Golfo)

- Róbalo (chileno)
- Atún (albacora o blanco, envasado)
- Atún (claro)

Peces con muy alta cantidad de mercurio (evitar)

- Caballa o macarela (real o gigante)
- Pez aguja o marlín
- Pez reloj anaranjado o del Atlántico
- Tiburón

- Pez espada
- Pez azulejo o lofolátilo
- Tuna (bigeye and ahi)

ALIMENTOS PARA BAJAR DE PESO Y CONTROLAR LA HIPERTENSIÓN

L A MAYORÍA DE los productos mencionados a lo largo de este libro se ofrecen a través del Dr. Colbert's Divine Health Wellness Center (Centro de Bienestar Salud Divina del Dr. Colbert) y están disponibles en su tienda de alimentos saludables.

Productos nutricionales Divine Health
1908 Boothe Circle
Longwood, FL 32750
Teléfono: (407) 331-7007
Sitio web: www.drcolbert.com
Correo electrónico: info@drcolbert.com

Suplementos nutricionales para mantenimiento
- Divine Health Active Multivitamin
- Divine Health Living Multivitamin
- Divine Health Green Supreme Food

Aceites omega
- Divine Health Living Omega

Proteína en polvo
- Divine Health Plant Protein
- Divine Health Living Protein

Suplementos para bajar de peso
- Fat Loss Drops
- PGX fiber
- Living Green Tea with EGCG (té verde)

- Living Green Coffee Bean (grano verde de café)
- Meratrim (Metabolic Lean)
- MBS 360: contains green coffee bean and green tea (contiene grano verde de café y té verde) with EGCG and Irvingia (available at www .mbs360.tv) This contains three fat-burners in one pill. (Contiene tres quemadores de grasa en una sola píldora.)
- 7-keto-DHEA

Suplementos para apoyo de la tiroides
- Metabolic Advantage
- Iodine Synergy

Para frenar la ansiedad por comer
- Serotonin Max
- N-acetyl-tyrosine
- 5-HTP

Suplementos para aumentar la energía
- Divine Health Adrenal Support (Suplemento para apoyo adrenal)
- Divine Health PQQ
- Cellgevity (supplement to quench inflammation) (suplemento para calmar la inflamación)

Suplementos para bajar la presión sanguínea
- Living CoQ_{10}
- Living nitric oxide
- L-arginine
- Watermelon seed (Semillas de sandía)
- Beet juice powder (Caution: may turn urine and/ or stool red.) (Jugo de remolacha en polvo. Advertencia: la orina y o las heces pueden volverse rojas)

NOTAS

INTRODUCCIÓN
DESCUBRA FUERZAS PARA DERROTAR A LA ALTA PRESIÓN ARTERIAL

1. Centers for Disease Control and Prevention, "Vital Signs: Prevalence, Treatment, and Control of Hypertension—United States," 1999-2002 y 2005-2008, *MMWR*. 2011;60(4):103-8.
2. Ibíd.
3. Ibíd.
4. National Institute of Neurological Disorders and Stroke, "Stroke: Hope Through Research," National Institute on Health," http://www.ninds.nih.gov/disorders/stroke/detail_stroke.htm (consulta en línea, 12 de abril de 2013).

1—COMPRENDER LA PRESIÓN ALTA

1. U.S. Department of Health and Human Services, "Reference Card From the Seventh Report of the Joint National Committee on Prevention, Detection, Evaluation, and Treatment of High Blood Pressure," May 2003, http://www.nhlbi.nih.gov/guidelines/hypertension/phycard.pdf (consulta en línea, 7 de marzo de 2013).
2. H. Klar Yaggi, John Concato, Walter N. Kernan, et al., "Obstructive Sleep Apnea as a Risk Factor for Stroke and Death," *New England Journal of Medicine* 353, no. 19 (November 10, 2005): 2034–2041, http://www.nejm.org/doi/full/10.1056/NEJMoa043104 (consulta en línea, 23 de mayo de 2013).
3. WebMD.com, "Causes of High Blood Pressure," http://www.webmd.com/hypertension-high-blood-pressure/guide/blood-pressure-causes (consulta en línea, 24 de mayo de 2013).

2—UNA DIETA PARA ACABAR CON LA HIPERTENSIÓN

1. Hypertension Institute of Nashville, "Nutritional Services: The DASH 1&2 Diet," http://www.hypertensioninstitute.com/dash-1-2.php (consulta en línea, 23 de mayo de 2013).
2. WebMD, "Salt Shockers Slideshow: High-Sodium Surprises." http://www.webmd.com/diet/ss/slideshow-salt-shockers (consulta en línea, 9 de mayo de 2013)
3. DASHDiet.org, "The DASH Diet Eating Plan," http://dashdiet.org/ (consulta en línea, 3 de abril de 2013).
4. Ibíd.
5. Ibíd.

3—PONGA EN FORMA SU CORAZÓN

1. TMZ.com, "Janet in Shape and in 'Control,'" July 27, 2006, http://www.tmz.com/2006/07/17/janet-in-shape-and-in-control/ (consulta en línea, 12 de abril de 2013).

2. Rob Carnevale, "Bruce Willis: Die Hard 4.0," BBC, July 2, 2007, http://www.bbc.co.uk/films/2007/07/02/bruce_willis_die_hard_4_2007_interview.shtml (consulta en línea, 12 de abril de 2013).

3. Starpulse.com, "Memorable Celebrity Quotes," January 16, 2008, http://www.starpulse.com/news/index.php/2008/01/16/memorable_celebrity_quotes_118 (consulta en línea, 12 de abril de 2013).

4. Mirelle Agaman, "Exclusive: Serena Williams Talks to Star!," Star, 4 de mayo de 2007.

5. Stephen Miller, "Jack LaLanne, Media Fitness Guru, Dies at 96," *Wall Street Journal*, 24 de enero de 2011, http://online.wsj.com/article/SB10001424052748703398504576100923135057068.html (consulta en línea, 12 de abril de 2013).

6. Centers for Disease Control and Prevention (CDC), "Physical Activity and Health," http://www.cdc.gov/nccdphp/sgr/summ.htm (consulta en línea, 12 de abril de 2013).

7. Jacqueline Stenson, "Excuses, Excuses," MSNBC.com, 16 de diciembre de 2004, http://www.msnbc.msn.com/id/6391079/ns/health-fitness/t/excuses-excuses/(consulta en línea, 12 de abril de 2013).

8. Daniel J. DeNoon, "Chiropractic Cuts Blood Pressure," WebMD.com, http://www.webmd.com/hypertension-high-blood-pressure/news/20070316/chiropractic-cuts-blood-pressure (consulta en línea, 23 de mayo de 2013).

9. Centers for Disease Control and Prevention, "How Much Physical Activity Do Adults Need?", http://www.cdc.gov/physicalactivity/everyone/guidelines/adults.html (consulta en línea, 15 de abril de 2013).

10. Jennifer Corbett Dooren, "New Exercise Goal: 60 Minutes a Day," *Wall Street Journal*, March 24, 2010, http://online.wsj.com/article/SB1000142405274870489610457514001114826 6470.html (consulta en línea, 15 de abril de 2013).

11. Centers for Disease Control and Prevention, "How Much Physical Activity Do Adults Need?"

12. Peter Jaret, "A Healthy Mix of Rest and Motion," *New York Times*, 3 de mayo de 2007, http://tinyurl.com/c7zxot3 (consulta en línea, 15 de abril de 2013).

13. K. N. Boutelle and D. S. Kirschenbaum, "Further Support for Consistent Self-Monitoring as a Vital Component of Successful Weight Control," Obesity Research 6, Nº 3 (Mayo de 1998): 219–224, http://www.ncbi.nlm.nih.gov/pubmed/9618126 (consulta en línea, 15 de abril de 2013).

4—Fortalezca su corazón y vasos sanguíneos con suplementos

1. Brindusa Vanta, "Co-Enzyme Q-10 and Hypertention," LiveStrong.com, http://www.livestrong.com/article/318041-co-enzyme-q-10-and-hypertension/(consulta en línea, 9 de mayo de 2013).

2. Peter Mitchell, "Uses of Olive Leaf Supplements," LiveStrong.com, http://www.livestrong.com/article/520644-uses-of-olive-leaf-supplements/ (consulta en línea, 9 de mayo de 2013).

3. Michael Downey, "Olive Leaf Safely Modulates Blood Pressure," *LifeExtension* magazine, Marzo de 2012, https://www.lef.org/magazine/mag2012/mar2012_Olive-Leaf-Safely-Modulates-Blood-Pressure_01.htm (consulta en línea, 9 de mayo de 2013).

4. Bastyr Center for Natural Health, "Hibiscus Tea to Lower Your Blood Pressure," http://bastyrcenter.org/content/view/489/ (consulta en línea, 9 de mayo de 2013).

5. Herbs2000.com, "Chrysanthemum," http://www.herbs2000.com/herbs/herbs_chrysanthemum.htm (consulta en línea, 9 de mayo de 2013).

6. *Forbes*, "Drinking Beetroot Juice Every Day Can Help Lower Blood Pressure by 7 Percent," http://www.forbes.com/sites/nadiaarumugam/2013/04/25/drinking-beetroot-juice-every-day-can-help-lower-blood-pressure-by-7-percent/ (consulta en línea, 9 de mayo de 2013).

7. DoctorOz.com, "Alternative Health Trends for 2012," http://www.doctoroz.com/videos/alternative-health-trends-2012?page=3 (consulta en línea, 9 de mayo de 2013).

8. LifeExtension, "Three Foods That Lower High Blood Pressure," http://blog.lef.org/2009/09/three-foods-that-lower-high-blood.html (consulta en línea, 9 de mayo de 2013).

9. F. C. Luft and M. H. Weinberger, "Sodium Intake and Essential Hypertension," *Hypertension* 4, Nº 5 (Septiembre–Octubre de 1982): 14–19.

10. One Life USA, "Melatonin Lowers Blood Pressure," http://onelifeusa.com/health_news/Sleep%20Aids%2001.htm (consulta en línea, 23 de mayo de 2013); F. A. Scheer, G. A. Van Montfrans, E. J. van Someren, et al., "Daily Nighttime Melatonin Reduces Blood Pressure in Male Patients With Essential Hypertension," *Hypertension* 43, Nº 2 (Febrero de 2004): 192–197.

5—SU CORAZÓN Y EL ESTRÉS

1. Hans Selye, *The Stress of Life* (New York: McGraw-Hill, 1956).

2. Tara Parker-Pope, "The Secrets of Successful Aging," *Wall Street Journal*, http://online.wsj.com/article/0,,SB111867751964458052,00.html (consulta en línea, 15 de abril de 2013).

3. D. A. Snowdon et al., "Linguistic Ability in Early Life and Cognitive Function and Alzheimer's Disease in Late Life. Findings From the Nun Study," *Journal of the American Medical Association* 275 (21 de febrero de 1996): 528–532.

4. H. J. Eysenck et al., "Personality Type, Smoking Habit, and Their Interaction as Predictors of Cancer and Coronary Disease," *Personality and Individual Difference* 9, Nº 2 (1988): 479–495.

5. Ibíd.

6. Ibíd.

7. P. M. Plotsky et al., "PsychoNeural Endocrinology of Depression:Hypothalamic-Pituitary-Adrenal Axis," *Psychoneurology* 21, N° 2 (1998):293–306.

6—Combata el estrés moderno desde su raíz

1. T. Pickering, "Tension and Hypertension," *Journal of the American Medical Association* 370 (1993): 2494.
2. Richard A. Swenson, *The Overload Syndrome* (Colorado Springs, CO: NavPress, 1998).
3. Norman Cousins, *Anatomy of an Illness As Perceived by the Patient* (New York: Bantam, 1981).
4. Plotsky, "PsychoNeural Endocrinology of Depression: Hypothalamic-Pituitary-Adrenal Axis."

Apéndice A: Superalimentos para su corazón

1. Adaptado de "Superfoods for Your Heart," DrColbert.com, 14 de marzo de 2013, http://www.drcolbert.com/blog/?p=146 (consulta en línea, 9 de abril de 2013).
2. The World's Healthiest Foods, "Celery: What's New and Beneficial About Celery," WHFoods.com, http://www.whfoods.com/genpage.php?tname=foodspice&dbid=14 (consulta en línea, 9 de abril de 2013).
3. Anne Hart, "Can Celery Really Lower Your Blood Pressure and Starve Cancer Cells?", Examiner.com, http://www.examiner.com/article/can-celery-really-lower-your-blood-pressure-and-starve-cancer-cells (consulta en línea, 9 de mayo de 2013).
4. Kathleen M. Zelman, "The Truth About Beetroot Juice," WebMD.com, http://www.webmd.com/food-recipes/features/truth-about-beetroot-juice (consulta en línea, 9 de abril de 2013).
5. *Forbes*, "Drinking Beetroot Juice Every Day Can Help Lower Blood Pressure by 7 Percent."
6. F. G. McMahon and R. Vargas, "Can Garlic Lower Blood Pressure? A Pilot Study," *Pharmacotherapy* 13, N° 4 (Julio–Agosto de 1993): 406–407, http://www.ncbi.nlm.nih.gov/pubmed/8361870; WebMD, "Find a Vitamin or Supplement: Garlic," http://tinyurl.com/8654woj (consulta en línea, 9 de mayo de 2013).
7. Donald Hensrud, "If Olive Oil Is High in Fat, Why Is It Considered Healthy?" MayoClinic.com, http://www.mayoclinic.com/health/food-and-nutrition/AN01037 (consulta en línea, 9 de abril de 2013).
8. Elizabeth Tracy, "Extra-Virgin Olive Oil Reduces Need for Blood Pressure Medication," WebMD.com, http://tinyurl.com/d6a9xwp (consulta en línea, 9 de mayo de 2013).
9. Daniel J. DeNoon, "Dark Chocolate Is Healthy Chocolate," WebMD.com, 27 de agosto de 2003, http://www.webmd.com/diet/news/20030827/darkchocolate-is-healthy-chocolate (consulta en línea, 9 de abril de 2013).

10. Michelle Castillo, "Flavonol-Rich Dark Chocolate May Help Reduce Blood Pressure," CBS News, http://www.cbsnews.com/8301-504763_162-57494718-10391704/flavonol-rich-dark-chocolate-may-help-reduce-blood-pressure/ (consulta en línea, 10 de mayo de 2013).

11. MedlinePlus, "Pomegranate," http://www.nlm.nih.gov/medlineplus/druginfo/natural/392.html (consulta en línea, 9 de mayo de 2013).

12. M. Aviram, M. Rosenblat, D. Gaitini, et al., "Pomegranate Juice Consumption for Three Years by Patients With Carotid Artery Stenosis Reduces Common Carotid Intima-Media Thickness, Blood Pressure and LDL Oxidation," *American Journal of Clinical Nutrition* 23, Nº 3 (Junio de 2004): 423–433; Ahmad Esmaillzadeh, Farideh Tahbaz, Iraj Gaieni, et al., "Concentrated Pomegranate Juice Improves Lipid Profiles in Diabetic Patients With Hyperlipidemia," *Journal of Medicinal Food* 7, Nº 3 (Oroño 2004): 305–308; Marielle Kaplan, Tony Hayek, Ayelet Raz, et al., "Pomegranate Juice Supplementation to Atherosclerotic Mice Reduces Macrophage Lipid Peroxidation, Cellular Cholesterol Accumulation and Development of Atherosclerosis," *Journal of Nutrition* 131, Nº 8 (1º de agosto de 2001): 2082–2089.

13. Michael Aviram, Leslie Dornfeld, Mira Rosenblat, et al., "Pomegranate Juice Consumption Reduces Oxidative Stress, Atherogenic Modifications to LDL, and Platelet Aggregation: Studies in Humans and in Atherosclerotic Apolipoprotein E-Deficient Mice," *American Journal of Clinical Nutrition* 71, Nº 5 (Mayo de 2000): 1062–1076.

14. Brandon Dotson, "Does Pomegranate Lower Blood Pressure?", Livestrong.com, http://www.livestrong.com/article/469377-does-pomegranate-lower-blood-pressure/ (consulta en línea, 9 de mayo de 2013).

APÉNDICE B: NIVELES DE MERCURIO EN ALIMENTOS

1. "Mercury Contamination in Fish: A Guide to Staying Healthy and Fighting Back," Natural Resources Defense Council, http://www.nrdc.org/health/effects/mercury/guide.asp (consulta en línea, 24 de mayo de 2013).

EL DR. DON COLBERT nació en Tupelo, Misisipi. Asistió a la Escuela de Medicina Oral Roberts en Tulsa, Oklahoma, donde obtuvo una licenciatura de ciencias en biología además de su título en medicina. El Dr. Colbert terminó su internado y su residencia en el Florida Hospital en Orlando, Florida. Es un médico certificado en medicina de familia y medicina antienvejecimiento, y ha recibido amplia formación en medicina nutricional.

Si le gustaría tener más información acerca de la sanidad natural y divina, o información acerca de los **productos nutricionales "Divine Health"**, puede comunicarse con el Dr. Colbert a:

Dr. Don Colbert
1908 Boothe Circle
Longwood, FL 32750
Teléfono: 407-331-7007 (en los EE. UU., solo para pedidos de productos)
Sitio web: www.drcolbert.com

Exención de responsabilidad: El Dr. Colbert y el personal del Divine Health Wellness Center [Centro de Bienestar "Divine Health"] tienen prohibido tratar la condición médica de un paciente por teléfono, fax o correo electrónico. Por favor, dirija las preguntas relacionadas con su condición médica a su propio médico de cabecera.